POLVANNAZAR BEKBERGANOV
AZIZA MADRIMOVA

RASTREIO AUDITIVO EM RECÉM-NASCIDOS COM
HIPERBILIRRUBINEMIA

POLVANNAZAR BEKBERGANOV
AZIZA MADRIMOVA

RASTREIO AUDITIVO EM RECÉM-NASCIDOS COM HIPERBILIRRUBINEMIA

MONOGRAFIA

Imprint
Any brand names and product names mentioned in this book are subject to trademark, brand or patent protection and are trademarks or registered trademarks of their respective holders. The use of brand names, product names, common names, trade names, product descriptions etc. even without a particular marking in this work is in no way to be construed to mean that such names may be regarded as unrestricted in respect of trademark and brand protection legislation and could thus be used by anyone.

Cover image: www.ingimage.com

This book is a translation from the original published under ISBN 978-620-8-01335-6.

Publisher:
Sciencia Scripts
is a trademark of
Dodo Books Indian Ocean Ltd. and OmniScriptum S.R.L publishing group

120 High Road, East Finchley, London, N2 9ED, United Kingdom
Str. Armeneasca 28/1, office 1, Chisinau MD-2012, Republic of Moldova, Europe
Printed at: see last page
ISBN: 978-620-8-11126-7

ÍNDICE DE CONTEÚDOS

INTRODUÇÃO

Relevância. A humanidade percepciona o mundo que nos rodeia graças aos sistemas sensoriais do corpo. Em particular, a audição facilita significativamente a comunicação e promove a interação social [9; 23, 14; 21, 17; 47;]. A audição é fundamental para a aprendizagem da linguagem falada e é importante para o desenvolvimento cognitivo das crianças. A deficiência auditiva é um obstáculo tanto à educação como à integração social. A prevalência de patologia bilateral do analisador auditivo é significativa, especialmente em recém-nascidos internados na unidade de cuidados intensivos neonatais com factores de risco para a deficiência auditiva. A prevalência de perda auditiva bilateral significativa neste grupo é de 1-3%, o que é 10 vezes superior à de um recém-nascido saudável. [25; p.116].

Em todo o mundo, aproximadamente 466 milhões de pessoas, representando 6,1% da população mundial total, têm perda auditiva, que é classificada como incapacitante; entre elas, as crianças são cerca de 32 milhões. A grande maioria vive em países de baixo e médio rendimento [163]. O Joint Committee on Children's Hearing (JCIH) identificou onze indicadores de risco, incluindo os presentes durante a gravidez e o parto (congénitos), bem como os adquiridos após o nascimento como resultado de condições médicas específicas ou como resultado de efeitos secundários de intervenções médicas necessárias para o tratamento da criança doente. Um desses indicadores de risco é a asfixia ao nascer e a hiperbilirrubinemia, que requer uma transfusão de sangue. [114; pp.798-817]. Acredita-se que em cada 1.000 nascimentos, nasce 1 criança surda. [101; c. 536; 158; c. 519].

A nível mundial, a deficiência auditiva é duas vezes mais comum do que outras doenças neonatais à nascença [106; p.176-82], e estima-se que 6 em cada 1000 recém-nascidos são diagnosticados com surdez à nascença [132; c.1314].

Para obter o máximo de resultados na prevenção da perda auditiva em recém-nascidos, o rastreio auditivo audiológico deve ser efectuado nos recém-nascidos até ao 1 mês de idade. Aqueles que falham no rastreio devem ser submetidos a uma avaliação audiológica abrangente até aos 3 meses, afirma o Joint Committee on Children's Hearing. [114; p.798]. De acordo com a Organização Mundial de Saúde, cerca de 60% dos casos de perda auditiva podem ser evitados através de medidas preventivas eficazes. [101; Com. 136, 163; p.8]. Por isso, o diagnóstico precoce de patologias do analisador auditivo em recém-nascidos é uma das tarefas prioritárias e científicas da otorrinolaringologia moderna [2; p.11].

CAPÍTULO I. REVISÃO DA LITERATURA

§1. 1 . Relação entre lesão auditiva e hiperbilirrubinémia.

De acordo com dados estatísticos, a hiperbilirrubinemia é observada durante a primeira semana de vida em aproximadamente 60% dos recém-nascidos de termo e 80% dos prematuros. [8; c . 88, 112; c . 558] Sabe-se que a bilirrubina indireta tem um efeito neurotóxico. A acumulação de bilirrubina não conjugada nalgumas estruturas cerebrais pode levar a uma diminuição temporária ou permanente da função auditiva, motora ou cognitiva [89; c . 88].

O Joint Committee on Children's Hearing (JCIH) identificou o aumento dos níveis séricos de bilirrubina como um fator que pode levar ao aparecimento progressivo de perda auditiva neurossensorial em recém-nascidos. Estudos demonstraram que os aumentos significativos das concentrações de bilirrubina no sangue são tóxicos para o sistema nervoso central e podem causar deficiências neurológicas, especialmente em recém-nascidos prematuros [119; c. 54].

Verificou-se que os recém-nascidos que sofreram encefalopatia bilirrubínica numa idade precoce desenvolvem disfunção no sistema extrapiramidal, deficiência visual e deficiência auditiva [116; c. 7].

Vários estudos demonstraram que o principal local de lesão do sistema auditivo na hiperbilirrubinémia é nas vias auditivas centrais [94; c. 23, 103; c . 1021]. No entanto, a controvérsia quanto à localização da lesão decorre de outros estudos que também indicam danos nas estruturas auditivas periféricas ao nível das células ciliadas e do nervo auditivo (VIII). Por isso, a avaliação da função do analisador auditivo nesta população deve incluir estudos tanto da parte periférica como da parte central do analisador auditivo [92; Com. 352].

A análise dos estudos efectuados por alguns autores confirma o efeito patológico da iterícia neonatal prolongada no sistema nervoso central dos recém-nascidos e das crianças do primeiro ano de vida, com o consequente desenvolvimento de perturbações motoras, mentais e comportamentais [41; c. 3].

De acordo com a investigação científica, a hiperbilirrubinemia provoca lesões em determinadas zonas do cérebro. De acordo com a interpretação dos co-autores, a gravidade dos danos depende do grau de hiperbilirrubinémia e da duração do seu efeito. O seu efeito é particularmente forte nos gânglios basais e nos núcleos dos nervos cranianos, incluindo o nervo vestibulococlear. Neste caso, os gânglios basais, os núcleos do hipotálamo, o tronco cerebral e o cerebelo apresentam uma coloração amarela (kernikterus) devido à deposição de bilirrubina nos mesmos, o que constitui um sinal importante da evolução aguda da doença [120; c. 1169].

A bilirrubina é formada como resultado da destruição de glóbulos vermelhos velhos ou disfuncionais [115; c . 11, 59; c . 82]. Durante os processos normais, os glóbulos vermelhos são decompostos em heme e globina, sendo o heme posteriormente decomposto em ferro e biliverdina. A biliverdina é convertida em bilirrubina não conjugada no fígado, baço e medula óssea, e é transportada para o fígado ligada à albumina na corrente sanguínea. A bilirrubina não conjugada é solúvel em lípidos, insolúvel em água e tem uma elevada neurotoxicidade [145; c. 410, 105; c. 57, 23; c. 67; 44; c. 297, 21; c . 38]. A albumina liberta bilirrubina não conjugada no fígado, onde é ligada pela proteína uridina difosfoglucuronosiltransferase (UDPGT) a um glucuronídeo solúvel e não tóxico, que é convertido em bilirrubina conjugada (também conhecida como bilirrubina direta), que pode ser excretada na bílis [105; c. 410]. A hiperbilirrubinemia neonatal é o resultado de um aumento excessivo dos níveis de bilirrubina e de uma capacidade limitada de a eliminar [97; Com. 581].

Tendo em conta a variedade de causas de hiperbilirrubinemia nos recém-nascidos, existem muitas classificações de iterícia neonatal. Assim, todas as icterícias podem ser divididas em fisiológicas (até 90% das icterícias neonatais) e patológicas (10% de todas as icterícias). [7 3 ; c . 6].

Tem sido referido que os recém-nascidos têm várias caraterísticas que aumentam o risco de desenvolver iterícia fisiológica ou de produzir concentrações elevadas de bilirrubina sérica durante os primeiros dias de vida. Em primeiro lugar, nos recém-nascidos, a capacidade de conjugação da bilirrubina é limitada e a bilirrubina não conjugada não é facilmente excretada pelo organismo. Os recém-nascidos, especialmente os prematuros, têm uma proteína UDPGT imatura que promove um aumento da bilirrubina não conjugada. Em segundo lugar, os glóbulos vermelhos dos recém-nascidos têm um tempo de vida mais curto, causando um aumento da hemoglobina, que por sua vez produz bilirrubina a uma taxa mais elevada do que nos adultos. Assim, a proteína UDPGT imatura e o aumento da hemoglobina são factores no desenvolvimento de iterícia fisiológica em recém-nascidos [97; Com. 581; 145; Com. 410].

A bilirrubina total é uma combinação de bilirrubina conjugada e não conjugada, que nos recém-nascidos consiste quase inteiramente em bilirrubina não conjugada. [82; c . 664]. A bilirrubina não conjugada nos recém-nascidos está normalmente ligada a proteínas, principalmente à albumina, no sangue e, à medida que a capacidade de ligação do sangue aumenta, a bilirrubina não conjugada entra no cérebro, no líquido intersticial e no líquido cefalorraquidiano, atravessando a barreira hemato-encefálica. [82; Com. 449].

A bilirrubina não ligada atravessa facilmente a barreira hemato-encefálica e causa danos celulares através da inibição de enzimas mitocondriais e da perturbação da síntese de ADN, o que provoca a quebra de cadeias de ADN, inibindo a síntese de proteínas e a fosforilação. A bilirrubina também inibe a absorção de tirosina, um marcador da transmissão sináptica. Além disso, verificou-se que a bilirrubina inibe a função do recetor do canal iónico N-metil-D-aspartato, o que indica que a bilirrubina pode interferir com a atividade neuroexcitatória e levar a distúrbios da condução nervosa, especialmente no nervo auditivo [17; Com. 16].

Os danos no sistema nervoso central incluem lesões patológicas no globo pálido e no núcleo subtalâmico, nos núcleos auditivos e oculomotores do tronco cerebral, no cerebelo e no hipocampo [108; pp.52, 114; c . 117, 95; c . 24, 119; c . 54].

Os cientistas descobriram que as consequências relevantes da hiperbilirrubinemia neonatal excessiva ou do kernicterus incluem a tetralogia, incluindo a paralisia cerebral atetóide, a disfunção do sistema auditivo, a perturbação do olhar para cima (perturbação oculomotora) e a hipoplasia do esmalte dentário dos dentes primários [148; c. 52.].

Assim, um estudo de factores de risco individuais em recém-nascidos mostrou o significado diagnóstico do efeito negativo da hiperbilirrubinemia na deficiência auditiva em crianças [40; c . 53]. Em bebés prematuros, o kernicterus é comum, mesmo com concentrações de bilirrubina mais baixas em comparação com recém-nascidos normais [15; c. 1169].

Há relatos de que nove de catorze recém-nascidos pré-termo de muito baixo peso estudados post mortem tinham evidência de kernicterus com níveis de bilirrubina total de pico de 9,4 a 15,6 mg/dL, o que é inferior aos níveis de bilirrubina total, em que a transfusão de troca (>20 mg/dL) é recomendada para bebés de termo [11 ; Com. 731].

Os bebés com baixo peso à nascença são mais susceptíveis a lesões do SNC provocadas pela bilirrubina do que os bebés de termo. A absorção e conjugação da bilirrubina podem ocorrer lentamente em bebés prematuros devido à degradação acelerada dos glóbulos vermelhos e à imaturidade hepática prolongada [9; With. 171].

Alguns autores realizaram estudos em bebés prematuros para determinar o rácio molar de bilirrubina-albumina e bilirrubina não conjugada para prever a encefalopatia bilirrubínica em comparação com a medição padrão de ouro da bilirrubina total. Estudos demonstraram que a bilirrubina não conjugada é um preditor mais sensível da toxicidade auditiva induzida pela bilirrubina, avaliada por alterações no CVEP, do que os níveis de bilirrubina-albumina ou bilirrubina total em bebés prematuros [2; With. 664].

O comprometimento da função auditiva é a anomalia mais persistente, que está associada ao kernicterus prévio e à encefalopatia bilirrubínica, especialmente em bebés prematuros. Os resultados dos estudos mostraram que os pacientes com hiperbilirrubinemia apresentavam uma função auditiva comprometida, mas sem atetose ou distúrbios de movimento associados, ou outras patologias associadas à hiperbilirrubinemia [14; Com. 387].

A natureza e a localização da deficiência auditiva causada pela hiperbilirrubinemia em recém-nascidos continua a ser controversa e, na maioria dos casos, não é óbvia. Este problema pode dever-se a factores de risco subjacentes à perda de audição. [13; Com. 1021].

Os estudos de PVEC realizados em ratos com hiperbilirrubinemia e deficiência de enzimas hepáticas revelaram perturbações funcionais do sistema nervoso central. Os resultados da PEVC em ratos com hiperbilirrubinemia mostram um aumento da duração dos picos inter-ondas e a ausência de todas as ondas em animais gravemente afectados, à semelhança de estudos em seres humanos [14; Com. 52].

Os cientistas, durante a autópsia de ratos com hiperbilirrubinemia, encontraram danos no analisador auditivo, em particular, o núcleo coclear ventral do tronco cerebral, o núcleo olivar lateral superior aos núcleos paraolivares, os lemniscos laterais, os corpos trapezoidais e os órgãos celulares do nervo auditivo nos gânglios espirais da cóclea [17; Com. 52].

O principal foco de patologia na presença de hiperbilirrubinemia em humanos é no trato auditivo central. Estudos de autópsia de recém-nascidos com kernicterus clássico e de um bebé prematuro com baixos níveis de bilirrubina kernicterus mostraram patologia auditiva central envolvendo estruturas auditivas do tronco cerebral. As estruturas auditivas do tronco cerebral danificadas incluíam os núcleos cocleares dorsal e ventral, o complexo olivar superior e os núcleos do lemnisco lateral e do colículo inferior. Foi especialmente notada a ausência de anomalias significativas no funcionamento do VIII nervo. Estudos adicionais de autópsia realizados pelos investigadores não revelaram anomalias significativas das estruturas do ouvido interno [27; Com. 1130].

Alguns autores tentaram determinar a localização da lesão do analisador auditivo por meio da audiometria tonal liminar tradicional, da VLP e das EOA.

Este estudo incluiu 13 pacientes com história de hiperbilirrubinemia neonatal e diagnóstico positivo de SNT. Em 9 indivíduos, o SVP estava ausente e as EOA estavam presentes. Os resultados do estudo revelaram sinais funcionais de lesão do nervo auditivo com funcionamento normal das células ciliadas em pacientes com perda auditiva após hiperbilirrubinemia neonatal [90; p.171].

Alguns investigadores realizaram estudos com analisadores auditivos e utilizaram registos ERP pré e pós-tratamento para estudar o efeito da concentração de bilirrubina em recém-nascidos de termo com hiperbilirrubinemia. Verificou-se que as latências absolutas das ondas I e V estavam aumentadas no grupo de estudo e melhoraram após a transfusão de troca; no entanto, as latências inter-ondas não se alteraram após o tratamento e as latências não foram significativamente diferentes entre os recém-nascidos controlo e hiperbilirrubinémicos. Outros autores observaram que não houve diferença na relação do intervalo interpico IV entre os grupos, indicando que a patologia auditiva está localizada fora do tronco encefálico, seja na cóclea ou no nervo auditivo [16; Com. 23].

Está provado que a hiperbilirrubinemia é um fator de risco importante para as perturbações do analisador auditivo nos recém-nascidos. Este facto foi avaliado pelos autores através da análise da história clínica de 22 pacientes com diagnóstico de neuropatia auditiva e história de hiperbilirrubinemia (50%), prematuridade (45%), exposição a drogas ototóxicas (41%), perda auditiva hereditária (36%) e recém-nascidos em ventilação artificial (36%). [123; Com. 37-43.].

Foi efectuada uma análise retrospetiva de 301 doentes diagnosticados com SNT com idades compreendidas entre um mês e 13 anos. Os factores de nascimento, incluindo a prematuridade, o internamento prolongado em unidades de cuidados intensivos e os níveis elevados de bilirrubina, foram os factores etiológicos mais comuns para a PANS [55; With. 581-590].

Um estudo retrospetivo de recém-nascidos pré-termo <34 semanas de idade gestacional com pico de bilirrubina total >14 mg/dL constatou que a hiperbilirrubinemia acarreta aproximadamente 30% do risco de deficiência auditiva sensorial em recém-nascidos de alto risco com peso ao nascer <1500 g. A encefalopatia bilirrubínica, em regra, é agravada pela hipóxia, o que leva ao aumento dos sintomas nas fases aguda e tardia [97; Com. 138-145.]

CAPÍTULO II. MATERIAL E MÉTODOS DE INVESTIGAÇÃO

§2.1. Caraterísticas clínicas gerais dos recém-nascidos examinados

O trabalho foi realizado com base no Centro Perinatal Regional de Khorezm, também com base no departamento de patologia neonatal do Centro Médico Multidisciplinar Infantil da Região de Khorezm. Para atingir este objetivo, examinámos 60 recém-nascidos que apresentavam sinais de hiperbilirrubinemia desde os primeiros dias de vida. O grupo de controlo incluiu 20 recém-nascidos, do sexo masculino e feminino, sem complicações no período neonatal, na altura do exame, que não apresentavam doenças crónicas ou agudas. A idade gestacional dos recém-nascidos foi de 38-41 semanas, com peso corporal entre 2500-4500g. A observação dinâmica da função auditiva também foi efectuada nos recém-nascidos de ambos os grupos.

Entre os recém-nascidos examinados, havia 64 (55,65%) rapazes e 51 (44,34%) raparigas. A idade gestacional foi de 35-41 semanas. 62 recém-nascidos (53,91%) nasceram a termo e 53 (46,08%) nasceram prematuros. O peso corporal à nascença foi de 1200-4500g (Tabela 2.1).

Quadro 2.1

Caraterísticas neonatais das crianças estudadas (n=115)

Caraterística	Categoria	N	(%)
Piso	Rapazes	64	55.65%
	Raparigas	51	44.34%
Prazo total	Rapazes	32	51.61%
(n = 62 , 53.91%)	Raparigas	trinta	48.38%
Prematuro	Rapazes	28	52.83%
(n=53, 46.08%)	Raparigas	25	47.16%
Peso à nascença	> 2500 g	39	33.91%
	<2500 g	76	66.08%
Entrega	Independente	74	64.34%
	Cesariana	41	35.65%
Hiperbilirrubinemia	>2 56 µmol / l	42	36.5%
	<256 µmol / l	18	15.6%

Os recém-nascidos nasceram de mães com anamnese obstétrica e ginecológica desfavorável, somática ou sobrecarregada. A maioria das parturientes apresentava patologia extragenital durante a gravidez: a anemia durante a gravidez foi observada em 78 (68%) mães; a distonia neurocirculatória em 20 (17,3%), as doenças infecciosas crónicas (bronquite, pielonefrite, gastrite) foram observadas em 13 (11,3%) grávidas.

Antecedentes obstétricos complicados: 15 (31%) mulheres tinham antecedentes de aborto; os abortos espontâneos e os nados-mortos representavam 10,4% e 12,5%, respetivamente. O curso desta gravidez foi complicado pela gestose em 23 (48%) pessoas; a ameaça de interrupção desta gravidez foi registada em 19 (40%) mulheres, das quais 13% durante toda a gravidez.

§2.2. Métodos de investigação

Exame clínico geral e otorrinolaringológico. Na recolha da anamnese, foram cuidadosamente estudadas as informações relativas aos períodos pré-natal, intranatal e pós-natal precoce do desenvolvimento da criança, bem como a sua hereditariedade. Foi dada especial atenção aos antecedentes obstétricos: evolução da gravidez; doenças sofridas durante a gravidez; presença de toxicose, doenças crónicas; utilização de medicamentos pela mãe durante a gravidez; duração do trabalho de parto; avaliação de Apgar do recém-nascido; peso e idade gestacional do recém-nascido.

Todos os recém-nascidos foram submetidos a um exame otorrinolaringológico: rinoscopia anterior, faringoscopia e otoscopia.

Na avaliação do estado neurológico, foi dada atenção ao estado geral do recém-nascido. Foram avaliados critérios como os reflexos fisiológicos, bem como o estado do tónus muscular. Com base nas conclusões de um estudo EEG e neurosonografia, foi estudada a patologia neurológica cerebral, bem como a presença de hipertensão intracraniana e o estado do sistema ventricular dos recém-nascidos [15; c . 13.]

O exame audiológico do recém-nascido começa com o estudo do reflexo auriculopalpebral. A essência do método de investigação é que, quando exposta a um som de intensidade variável, a criança desenvolve uma reação reflexa incondicional (estremecimento, fecho das pálpebras, alterações do ritmo respiratório e da frequência cardíaca, etc.).

Em seguida, foram efectuados os seguintes estudos:

- otoscopia;

- impedancemetria;

- registo das emissões otoacústicas evocadas (EOAE) - EOAE evocadas tardias (EOAE) e/ou EOA na frequência do produto de distorção (DAEPI);

- registo dos potenciais evocados auditivos SEP e estacionários (Auditory Steady-State Response, ASSR).

Realizámos também uma observação dinâmica do analisador auditivo dos recém-nascidos, que foi efectuada a cada 3 meses e incluiu todas as mesmas técnicas que a primária. O estudo foi efectuado até a criança completar 1 ano de idade.

Impedancimetria.

O método de medição das impedâncias é utilizado para avaliar objetivamente o estado funcional das secções condutoras e receptoras de som do analisador auditivo, bem como do nervo facial. O método da timpanometria é utilizado para estudar o estado do ouvido médio através do registo da resistência acústica ou da complacência acústica da pressão do ar no canal auditivo externo. Atualmente, a classificação dos timpanogramas mais utilizada é a proposta por James Jerger (J. Jerger, 1970). As medidas de impedância acústica foram realizadas com um aparelho A T -235 (Interacoustics, Dinamarca) com tom de sonda de 1000 Hz. A utilização da timpanometria de alta frequência com um tom de sonda de 1000 Hz é recomendada em vez da utilização de um tom de sonda convencional de 226 Hz devido às diferenças anatómicas e acústicas entre o ouvido médio adulto e neonatal [86; p.10]. Foi relatado que um tom de sonda de

1000 Hz de alta frequência ajuda a clarificar timpanogramas, detectando efusão do ouvido médio em recém-nascidos. Outros estudos mostraram uma associação positiva entre a alta frequência da timpanometria e os resultados das EOA [160; c. 49].

Na análise dos resultados do estudo, foram consideradas as configurações dos timpanogramas: tipo "A" - mostra o funcionamento normal da orelha média, com valor de pico de +/- 100 daPa, complacência de 0,3-1.5 ml; tipo "B" - timpanograma plano (observado quando há líquido no ouvido médio), sem pico identificável, o volume do canal auditivo é normal; tipo "C" - sugere disfunção da trompa de Eustáquio (frequentemente observada imediatamente antes ou depois da efusão), com pico abaixo de - 100 daPa, complacência de 0,3-1,5 ml). Também são possíveis opções de configuração intermédias. Após a timpanotomia, todos os recém-nascidos foram submetidos a um estudo do reflexo acústico. Este estudo consiste no registo das alterações de impedância provocadas pelo reflexo acústico do músculo estapédio.

Registo das emissões otoacústicas

As emissões otoacústicas evocadas (EOAE) são uma resposta em forma de clique a um estímulo de banda larga, gerada pela contração ativa das células ciliadas externas. A energia assim gerada é transmitida através das estruturas da cóclea e do ouvido médio e é registada no canal auditivo externo através de um microfone altamente sensível [1; p.199].

O estudo da audição dos recém-nascidos foi efectuado através do registo das emissões otoacústicas (EOA). O sistema de rastreio para o registo das emissões otoacústicas permitiu estudar a função auditiva dos recém-nascidos nas frequências de 2, 3, 4 e 5 kHz. O registo das EOA foi efectuado com o sistema Neuro-Audio-Screen de registo dos potenciais evocados (Rússia). [17, p . trinta].

Potenciais evocados auditivos.

Os potenciais evocados auditivos (PEA) são uma forma eficaz e não invasiva de avaliar o estado funcional do nervo auditivo e das vias sensoriais auditivas do tronco cerebral.

O estudo do estado dos núcleos do tronco auditivo de diferentes níveis e do estado do nervo auditivo foi realizado através do registo dos potenciais evocados auditivos de curta latência (PEATE). O método SVP baseia-se no estudo das manifestações eléctricas da atividade do sistema auditivo sob a influência de vários sinais sonoros e consiste no registo e na avaliação da atividade de grandes conjuntos de elementos nervosos. A avaliação dos resultados obtidos foi estudada através do registo das ondas SEP. O registo do CVEP foi efectuado utilizando o sistema de registo dos potenciais evocados "Neuro-Audio" (Rússia).

Em nosso estudo, cliques acústicos curtos de banda larga com uma duração de 100 µs foram usados como estímulos. O estudo foi iniciado com uma intensidade de estimulação de 60 dB acima do limiar auditivo normal. Na ausência de resposta, a intensidade foi aumentada; na presença de resposta, foi gradualmente reduzida em 5-10 dB até o nível do limiar de estimulação [71; Com. 676].

foram objeto de avaliação: Amplitudes (A) das ondas I, III, V (principal); II-IV - auxiliar; latências das ondas I, III, V (LP); intervalos interpicos (IPI) I-III, III-V, IV; relação das amplitudes dos picos V/I em ambos os lados; diferença interaural das latências dos picos V em ambos os lados (Gnezditsky V.V., Shamshinova A.M., 2001; Rozhkov V.P., 2001).

Critérios básicos para a norma e a patologia da ASVP:

Critério da norma: (Gnezditsky V.V., Shamshinova A.M., 2001)

1. A presença de ondas IV (em alguns casos, VI).
2. Valores normalizados dos intervalos interpicos I-III, III-V;
3. O tempo de condução central de IV não é superior a 4,4 ms .
4. O período latente do pico V não é superior a 6,3 ms .

5. A diferença interaural dos períodos de latência dos picos em V não é superior a 0,4 ms (na ausência de perturbações periféricas).

6. A razão entre a amplitude da onda V e a amplitude da onda I não é superior a 0,5.

Métodos de investigação laboratorial

Todos os testes laboratoriais foram efectuados com base no laboratório do Centro Perinatal Regional de Khorezm e também com base no Centro Médico Multidisciplinar Infantil da Região de Khorezm. Foi efectuado um hemograma completo. De acordo com os parâmetros bioquímicos sanguíneos: foi examinada a glicose; proteínas totais; ALT; AST; ureia; iões de potássio; sódio; cálcio; foi avaliado o estado ácido-base do sangue (ABC), medido o pH sanguíneo, a pressão parcial de dióxido de carbono (pCO2) e de oxigénio (pO2). Determinação do grupo sanguíneo e do fator Rh dos recém-nascidos com hiperbilirrubinemia.

§ 2.3. Tratamento estatístico dos resultados

O estudo avaliou as diferenças entre os grupos e a dinâmica dos indicadores dentro do grupo. O tratamento estatístico dos resultados da investigação foi efectuado através de métodos estatísticos de variação utilizando os programas Microsoft Office Excel -2010 com cálculo do desvio padrão e do erro aritmético médio utilizando o método dos momentos (M±m). Para determinar a significância estatística das medições obtidas, foi utilizado o critério de Student para a significância das diferenças (t) e o grau de confiança (P) para dados com uma distribuição normal; as diferenças foram aceites como significativas a P≤ 0,05 ou menos.

CAPÍTULO III. CARACTERÍSTICAS CLÍNICAS E AUDIOLÓGICAS DOS RECÉM-NASCIDOS COM PATOLOGIA PERINATAL DO CNS

§3. 1. Resultados de um estudo do analisador auditivo em recém-nascidos com hiperbilirrubinémia.

No total, o estudo incluiu 60 recém-nascidos que se encontravam nos cuidados intensivos neonatais e no departamento de patologia do Centro Perinatal Regional de Khorezm e do Centro Médico Multidisciplinar Infantil da Região de Khorezm, que constituíram o grupo principal. O grupo de controlo era constituído por 20 recém-nascidos saudáveis sem patologia somática.

Quadro 3.13

Caraterísticas neonatais das crianças estudadas (n =60)

Índice	Valores
Rapazes	32 (53.3 %)
Raparigas	28 (46.6 %)
Idade gestacional (semana)	37 (34-40)
Peso corporal dos recém-nascidos (gramas)	3,210 (1890-4320)
Nível de bilirrubina <2 56 µmol /l	38 (63.3%)
Nível de bilirrubina >2 56 µmol /l	22 (36.6%)

Entre os examinados, havia 38 (%) rapazes e 22 (%) raparigas. A idade gestacional foi de 35-41 semanas. 42 recém-nascidos (70,2%) nasceram a termo; 29,8% dos recém-nascidos nasceram prematuros.

A fototerapia foi administrada continuamente a um subgrupo de doentes e foi interrompida quando o valor de bilirrubina sérica era de 11 mg/dL. A PPE foi efectuada em ambos os grupos no momento da alta hospitalar.

O peso corporal à nascença era de 800-4500 g. Destes, os recém-nascidos com peso entre 800-1000 g eram (%), 1001-1500 g eram (%), 1501-2000 g eram (%), 2001-2500 g (%) e mais de 2500 g (%) dos recém-nascidos. Os recém-nascidos eram filhos de mães com antecedentes obstétricos e ginecológicos desfavoráveis, somáticos ou complicados.

A maioria das parturientes apresentava patologia extragenital durante a gravidez: a anemia durante a gravidez foi observada em (85%) mães; distonia neurocirculatória em 9, doenças infecciosas crónicas (bronquite, pielonefrite, gastrite) foram observadas em 13 (27%); mulheres grávidas. História obstétrica complicada: 15 (31%) mulheres tinham antecedentes de aborto; os abortos espontâneos e os nados-mortos representavam 10,4% e 12,5%, respetivamente. O curso desta gravidez foi complicado pela gestose em 23 (48%) pessoas; a ameaça de interrupção desta gravidez foi registada em 19 (40%) mulheres, das quais 13% durante toda a gravidez.

Todos os recém-nascidos - 60 crianças do grupo de pacientes do estudo - foram observados com sinais de hiperbilirrubinemia. Todos os recém-nascidos - 60 recém-nascidos no grupo de pacientes do estudo - foram observados com sinais de hiperbilirrubinemia. A hiperbilirrubinemia resultante da doença hemolítica do recém-nascido foi observada em 32 recém-nascidos e a hiperbilirrubinemia resultante da iterícia de conjugação foi observada em 28 recém-nascidos.

Os sinais clínicos de iterícia começaram a surgir desde o primeiro dia de vida em 12 crianças que nasceram com sinais de doença hemolítica do recém-nascido e com o nível de bilirrubina indireta no sangue do cordão umbilical, em outros 9 recém-nascidos com sinais de imaturidade hepática e com um nível aumentado de bilirrubina no soro sanguíneo. Nos restantes recém-nascidos, os sinais clínicos de hiperbilirrubinémia começaram a surgir a partir do 3º dia de vida.

No estudo, avaliámos a audição em recém-nascidos com hiperbilirrubinemia que foram admitidos na unidade de cuidados intensivos. Todos os recém-nascidos com hiperbilirrubinemia foram divididos em 2 grupos, dependendo do nível de bilirrubina no sangue. O primeiro grupo era constituído por 35 recém-nascidos com hiperbilirrubinemia <256 µmol/l), o segundo grupo era constituído por 25 recém-nascidos com hiperbilirrubinemia >256 µmol/l.

Distribuição dos doentes de acordo com as formas clínicas de hiperbilirrubinemia.

Formas de hiperbilirrubinemia	N (%)
Conjugação iterícia	28
Icterícia hemolítica	32

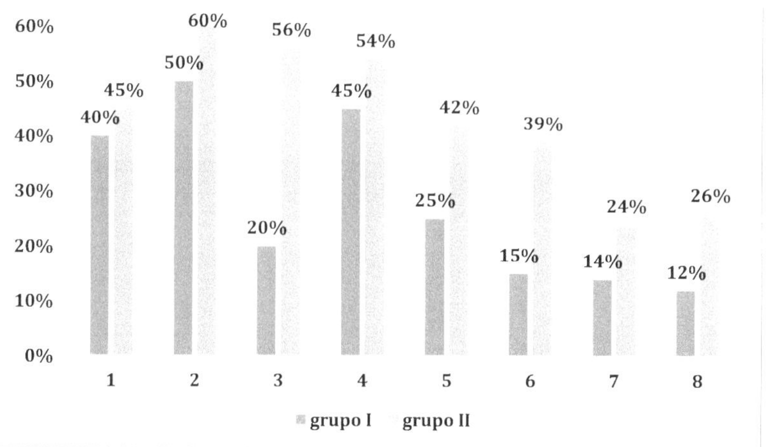

Figura 3.7. A estrutura da patologia da gravidez e do parto em mães de recém-nascidos com hiperbilirrubinemia

Nota: 1-Ameaça de aborto, 2 - Toxicose, 3 - Pré-eclâmpsia, 4 - Anemia, 5 - Distonia neurocirculatória, 6 - Fraqueza do trabalho de parto, 7 - Rutura prematura do líquido amniótico, 8 - Intervalo anidro longo

O quadro clínico das perturbações neurológicas do grupo I era representado predominantemente por hipotonia muscular moderada, instabilidade dos reflexos fisiológicos, bem como tremor de curta duração do queixo e das mãos que ocorre com a ansiedade. Um exame de ultrassom do cérebro não revelou quaisquer caraterísticas patológicas.

O estado neurológico dos recém-nascidos do grupo II revelou uma hipotonia muscular mais persistente, reflexos fisiológicos fragmentados e, frequentemente, reflexos espontâneos de Babinsky e Moro, tremor do queixo e sintoma de Graefe. Tendo em conta a totalidade dos sintomas neurológicos, distinguiu-se a síndrome de depressão e a síndrome de aumento da excitabilidade neuro-reflexa. Alguns recém-nascidos não apresentavam anomalias no neurosonograma, enquanto outros apresentavam áreas de compactação na zona periventricular. Na clínica de perturbações neurológicas graves, em regra, predominava a síndrome de aumento da excitabilidade neuro-reflexa.

Quadro 3.15

Distúrbios neurológicos identificados no período neonatal em recém-nascidos com hiperbilirrubinemia

Doenças neurológicas	Grupo I (N = 35)	Grupo I I I (N =25)
Hipertensão intracraniana	25%	23%
Hipotonia muscular	12%	22%
Aumento da excitabilidade neuro-reflexa	25%	48%
Deficiência fisiológica Reflexos	29%	41%
Síndrome convulsiva	-	-

De acordo com os resultados do estudo eletroencefalográfico, foram identificadas alterações que dependem do grau de perturbação, desde uma ligeira diminuição da frequência da atividade de fundo (8-9 Hz) (em 7 recém-nascidos), atividade contínua de ondas lentas (0,5-3 Hz) com picos e ondas agudas (3 recém-nascidos), alterações difusas de natureza cerebral geral (em 1 recém-nascido) e expansão dos complexos ventriculares (em 15 recém-nascidos).

Um estudo neurosonográfico revelou a presença de lesões cerebrais hipóxicas e hipóxico-hemorrágicas perinatais nas crianças observadas de ambos os grupos, bem como sinais de hipertensão intracraniana benigna.

Todos os recém-nascidos foram submetidos à timpanometria com uma frequência de tom de sonda de 1000 Hz. A timpanometria apresentou os seguintes

20

resultados. Todos os recém-nascidos incluídos no grupo de controlo apresentaram um timpanograma tipo A. Todos os recém-nascidos com patologia perinatal do SNC também apresentaram timpanograma tipo A, o que indica funcionamento normal da orelha média. No nosso estudo, os limiares do reflexo acústico ipsi e contralateral foram medidos em todas as 4 frequências testadas - 500, 1000, 2000, 4000 Hz. Após a timpanometria, todos os recém-nascidos foram submetidos ao registo das EOA. No grupo controle, ambas as classes de EOA foram registradas em 100% dos casos.

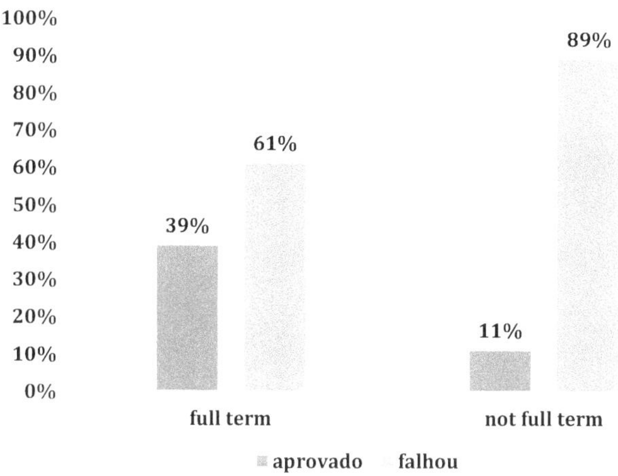

Figura 3.8. Resultados de um estudo de EOAT em recém-nascidos com hiperbilirrubinemia do grupo I .

Todos os recém-nascidos foram submetidos a um exame primário utilizando as EOAT. Em 25 (%) recém-nascidos foram registadas dentro dos limites normais. A amplitude das EOAT, na média do grupo, foi significativamente maior nos recém-nascidos do grupo 1 em relação ao grupo 2 em toda a faixa de frequência (p <0,05). Nota-se também que a potência total de resposta é maior nos recém-nascidos do 1º grupo, em relação aos recém-nascidos do 2º grupo, tanto à direita quanto à esquerda.

A partir do estudo, pode verificar-se que nos recém-nascidos com hiperbilirrubinemia, a 1ª gama de frequências, na qual as EOAT são registadas, é mais ampla do que nos recém-nascidos com hiperbilirrubinemia do grupo 2. O número médio de bandas de frequência nos recém-nascidos do grupo 1 é superior a 4, e nos recém-nascidos com hiperbilirrubinemia do grupo 2 é inferior a 4, tanto à esquerda como à direita. Obteve-se uma diferença significativa no número de bandas de frequências de meia oitava entre o 1º e o 2º grupo, tanto à direita (p <0,001) como à esquerda (p <0,001).

Quadro 3.16

Descrição da variável da relação sinal/ruído das EOAV (em dB SPL) em recém-nascidos com hiperbilirrubinemia

Indicador, Hz	Grupo I (N= 38)		Grupo II (N=22)		Grupo de controlo (N=20)	
	Orelha direita	Orelha esquerda	Orelha direita	Orelha esquerda	Orelha direita	Orelha esquerda
1000	4.20±1.58*	4.94±1.27*	3.30±1.20*	2.44±1.49*	8.71±0.76	8.37±0.72
2000	5.41±1.23*	4.95±1.48*	5.82±1.22	3.35±1.21*	8.59±0.67	7.61±0.78
3000	6.44±0.97	3.99±1.23*	3.91±0.95*	3.51±1.31*	6.47±0.73	6.23±0.70
4000	7.21±0.99*	6.50±1.05*	8.16±1.26*	8.5±1.78*	13.54±0.71	12.74±0.60
5000	5.93±1.08*	6.95±0.95*	6.23±1.43*	7.8±1.51*	11.89±1.05	12.32±1.35

Nota: * - diferença significativa de acordo com o teste de Student ao nível de $p \leq 0,05$ em relação ao grupo de controlo

Antes de analisar o efeito da hiperbilirrubinemia nos níveis de resposta das emissões otoacústicas, foi analisada a influência da idade gestacional e do peso ao nascer como potenciais factores, tendo sido observada significância estatística em ambos os grupos.

Quadro 3.17

Relação entre a idade gestacional e a amplitude da frequência

	37 semanas			38 semanas			39 semanas			40 semanas			41 semanas			P
	médio	min	máx.	médio	min	máx.	médio	min	máximo	médio	min	máx.	médio	min	máximo	
2.000 Hz P	13	6	28	12	5	24	onze	6	29	14	6	29	onze	6	24	0.764
3.000 Hz P	15	6	23	15	6	26	15	6	trinta	16	6	29	17	6	21	0.933
4.000 Hz P	14	6	26	14	7	26	15	6	27	15	6	29	14	6	27	0.986

2.000 Hz L	onze	6	28	10	6	24	15	6	28	14	6	28	11.5	6	29	0.337
3.000 Hz L	16	7	20	14	6	27	15	6	26	12	6	35	13.5	6	trinta	0.847
4.000 Hz L	13	6	29	13	7	26	17	6	31	15	6	27	14	7	trinta	0.289

Quadro 3.18

Relação entre género e amplitude

	Feminino			Masculino			p
	Mediana	Mínimo	Máximo	Mediana	Mínimo	Máximo	
AMP 2,000 Hz P	13	6	29	12	5	28	0.012 *
AMP 3,000 Hz P	16	6	29	14	6	27	0.000 *
AMP 4,000 Hz P	17	7	28	14	6	27	0.000 *
AMP 2,000 Hz L	14	6	28	onze	6	26	0.054
AMP 3,000 Hz L	15	6	trinta	12	6	32	0.041 *
AMP 4,000 Hz L	15	6	trinta	14	6	31	0.167

Nota: R - ouvido direito; L - ouvido esquerdo; Med - valor médio; Min - valor mínimo; Max - valor máximo

Ao analisar o sexo, não foi observada maior significância estatística em nenhum dos grupos. Na comparação entre os recém-nascidos de ambos os grupos, observou-se menor amplitude de resposta nos indivíduos com níveis elevados de bilirrubina no sangue em todas as frequências. (Tabela 3.19) .

Quadro 3.19

Comparação dos recém-nascidos dos grupos de estudo
(relativamente à amplitude de resposta)

	1 grupo			2º grupo			P
	Med	Mínimo	Máximo	Med	Mínimo	Máximo	
2.000 Hz P	14	5	29	onze	6	24	0.007*

23

3.000 Hz P	16	6	trinta	14	6	26	0.009*
4.000 Hz P	15	6	29	12	6	27	0.010*
2.000 Hz L	14	6	29	10.5	6	25	0.017*
3.000 Hz L	14	6	29	10.5	6	27	0.018*
4.000 Hz L	15.5	6	31	13	6	trinta	0.039*

Nota: *R - ouvido direito; L - ouvido esquerdo; Med - valor médio; Min - valor mínimo; Max - valor máximo*

Em recém-nascidos com alto nível de hiperbilubinemia , especialmente em prematuros, na maioria dos casos de registo das EOAT, observou-se a presença de picos únicos, um estreitamento do espetro da curva e uma diminuição nos casos de combinação dos mesmos, bem como uma baixa amplitude da resposta. Em recém-nascidos prematuros com níveis aumentados de bilirrubina no soro sanguíneo, as respostas de registo foram caracterizadas por uma mudança na gama de frequências para frequências mais baixas. Dependendo do grau de dano, também foi observada uma diminuição na amplitude do pico máximo. Assim, a análise da frequência revelou uma diferença significativa nos indicadores de PIOAE nas frequências de 5000 e 6000 Hz. Na frequência de 5000 Hz, a amplitude média foi de 10,26 para o grupo 1 e 7,87 para o grupo 2 em relação à orelha esquerda.

Na fase seguinte do estudo do analisador auditivo em recém-nascidos, registámos os PEE através de um esquema de registo padrão de 4 canais com estimulação monoaural por clique com uma intensidade de estímulo de 80-90 dB. Durante o estudo, foram avaliados os parâmetros dos componentes isolados como latências e amplitudes máximas das ondas.

Quadro 3.20

Caraterísticas comparativas dos resultados do registo do CVEP em recém-nascidos do grupo I por sexo

Grupo I							
Índice	N	M	Desvio padrão	N	E	Desvio padrão	*P*
Onda I	34	1.61	0.34	38	1.54	0.23	0.7696
Onda III	34	4.05	0.30	38	3.98	0.29	0.2904

Onda V	34	6.27	0.42	38	6.14	0.42	0.1817
Intervalo entre picos I - III	34	8.29	0.24	38	8.17	0.35	0.0888
Intervalo entre picos III-V	34	2.22	0.42	38	2.16	0.28	0.1496
Intervalo entre picos IV	34	4.65	0.42	38	4.6	0.40	0.6652

Nota: * - diferença significativa de acordo com o teste de Student ao nível de p ≤ 0,05 em relação ao grupo de controlo

Os atrasos absolutos das ondas I, III e V, bem como os atrasos inter-ondas das ondas I-III, III-V e IV foram medidos a 90 dB. Para a determinação do limiar auditivo da onda V, a intensidade do estímulo foi reduzida em um intervalo de 20 dB. O critério para uma audição normal foi a presença de uma onda V a uma intensidade de estímulo de 20 dB. [5,6]

Quadro 3.21

Caraterísticas comparativas dos resultados do registo do CVEP em recém-nascidos do grupo II por sexo

Índice	II grupo						
	N	M significado	Desvio padrão	N	E significado	Desvio padrão	P
Onda I	24	1.73	0.37	36	1.69	0.33	0.7235*
Onda III	24	4.2	0.29	36	4.10	0.29	0.2199
Onda V	24	6.53	0.28	36	6.35	0.41	0.0786*
Intervalo entre picos I - III	24	8.38	0.32	36	8.32	0.28	0.1013
Intervalo entre picos III-V	12	2.25	0.4	18	2.39	0.35	0.3155
Intervalo entre picos IV	12	2.69	0.35	18	2.43	0.38	0.0744

Nota: * - diferença significativa de acordo com o teste de Student ao nível de p ≤ 0,05 em relação ao grupo de controlo

A comparação das interações absolutas e de latência das ondas I, III e V na nossa amostra de estudo não revelou diferenças estatisticamente significativas entre os géneros para todas as intensidades testadas.

Todos os recém-nascidos do grupo de estudo apresentaram várias alterações nas caraterísticas de amplitude-tempo. As amplitudes dos 1ºs picos foram 0,045 ± 0,03 µV à esquerda e 0,038 ± 0,02 µV à direita, as amplitudes dos picos V foram 0,03 ± 0,02 µV à esquerda e 0,02 ± 0,03 µV à direita.

Assim, os períodos de latência dos 1ºs picos nos recém-nascidos do grupo 1 foram de 1,96±0,23 ms à esquerda, 1,95±0,23 ms à direita; nos recém-nascidos dos 2 grupos foram de 2,11±0,32 ms à esquerda, 1,99±0,28 ms à direita, o que é um resultado estatisticamente significativo; Nos recém-nascidos do grupo de controlo, os períodos dos 1ºs picos foram de 1,8±0,21 à direita e 1,8±0,15 ms à esquerda.

Quadro 3.22

Caraterísticas comparativas dos resultados do registo do CVEP nos recém-nascidos dos grupos de estudo.

Opções KSVP	Grupo I Média significado	Grupo II Valor médio	Grupo de controlo	Significado P
I Orelha direita	1.95±0.23	1.99±0.28	1.8±0.21	0.46
I Orelha esquerda	1.96±0.23	2.11±0.32	1.8±0.15	**0.01 ***
III Orelha direita	4.62±0.41	4.56±0.4	4.4±0.23	0.49
III Orelha esquerda	4.65±0.35	4.61±0.44	4.4±0.31	0.63
V Orelha direita	6.74±0.44	7.14±0.5	6.6±0.32	**0.0001 ***
V Orelha esquerda	6.87±0.39	7.2±0.41	6.6±0.13	**0.0002 ***
Intervalo interpicos IV Ouvido direito	4.79±0.39	5.15±0.52	2.11±0.15	**0.0003 ***
Intervalo interpicos IV Ouvido esquerdo	4.91±0.39	5.09±0.39	2.11±0.15	**0.03 ***

Nota: * - diferença significativa de acordo com o teste de Student ao nível de $p \leq 0,05$ em relação ao grupo de controlo

O valor dos períodos latentes dos terceiros picos nos recém-nascidos do grupo 1 foi de 4,65±0,35 ms à esquerda, 4,62±0,41 ms à direita; nos recém-nascidos do grupo 2 foi de 4,4±0,23 ms à esquerda, 4,56±0,4 ms à direita, o que é um indicador estatisticamente significativo.

O valor dos períodos de latência dos picos V nos recém-nascidos do grupo 1 foi de 6,74 ± 0,44 ms à esquerda e 6,74 ± 0,44 ms à direita; nos recém-nascidos do grupo 2, observou-se um aumento da latência: à esquerda - 7,2 ± 0,41 ms, à direita - 7,14 ± 0,5 ms, o que constitui um indicador estatisticamente significativo.

O valor dos intervalos interpicos I-III à esquerda foi de 1,89±0,31 ms, à direita - 1,95±0,27 ms. Os valores dos intervalos IV foram 4,91±0,39 ms à esquerda, 4,79±0,39 ms à direita e 1,92±0,33 ms à esquerda e 1,86±0,34 ms à direita, respetivamente.

Os resultados do registro do PEACV mostraram diferenças estatisticamente significantes quando comparados os atrasos absolutos das ondas I, III e V a 80 dB entre os grupos de recém-nascidos 1-2, sendo que os valores mais baixos foram encontrados nos recém-nascidos com níveis elevados de bilirrubina em relação aos recém-nascidos com níveis moderados de bilirrubina no sangue. Para a intensidade de 40 dB/hora, foram encontrados maiores atrasos em V nos recém-nascidos do grupo 2, com significância estatística. Os intervalos interpicos I-III, III-V e IV foram maiores nos recém-nascidos com hiperbilirrubinemia grave, o que é estatisticamente significante.

Um aumento dos períodos de latência dos picos III, IV, V, bem como um aumento do tempo de condução central do som de III-V e IV em todos os recém-nascidos com hiperilirrubinemia, indica uma patologia auditiva de origem central com comprometimento da condução ao longo das vias auditivas ao nível do terço inferior e médio da ponte.

Para determinar o nível de lesão do analisador auditivo, foi efectuado o registo do DSVP. Foi efectuada uma análise da latência e da amplitude dos picos de DSVP (Tabela 3. 2 3). A latência das ondas DSEP caracteriza o grau de atividade dos neurónios durante a estimulação e a amplitude caracteriza o número de neurónios excitados.

Com base nos resultados do registo do DSVP, verificou-se um aumento da latência dos indicadores do DSVP nos recém-nascidos com hiperbilirrubinemia, o que constitui uma diferença significativa em relação aos indicadores do grupo de recém-nascidos com asfixia e do grupo de controlo. Os indicadores DSVP dos recém-nascidos com asfixia, em relação à amplitude dos picos, tenderam a diminuir o seu valor, mas a diferença em relação aos indicadores do grupo de controlo não foi estatisticamente significativa.

Assim, apesar da lesão predominante na parte periférica do analisador auditivo, de acordo com o registo do DSVP, a presença de anomalias na parte cortical do analisador auditivo foi também revelada num grupo de recém-nascidos com um nível elevado de bilirrubina no sangue.

Quadro 3.23

Indicadores DSVP em recém-nascidos por grupos de estudo.

Índice	Grupos de recém-nascidos		
	Recém-nascidos com asfixia	Recém-nascidos com hiperbilirrubinemia	Grupo de controlo
N1	126.63±9.8	**140.6±18.1***	120.2±13.15
P2	193.3±8.9	**201.03±14.6***	184.3±7.7
N2	254.2±9.8	201.3±4.93	243.2±11.6
P3	321.6±9.9	350.6±19.1	314.2±17.4
N1-P2	**15.8±12.6***	**2.8±0.6***	10.8±2.5
N2-P3	**12.6±8.2***	**1.6±0.2***	9.6±3.2

Nota: *- alterações estatisticamente significativas em comparação com o grupo de controlo (p<0,05);

Exemplo clínico

Uma criança da primeira gravidez, que ocorreu com gestose ligeira, ameaça de aborto, pneumonia (tratamento hospitalar), hipoxia fetal intra-uterina crónica; parto espontâneo urgente, complicado pelo duplo emaranhamento do cordão umbilical à volta do pescoço da criança. O peso corporal à nascença era de 3900 g, o comprimento do corpo era de 54 cm. Com base nos dados clínicos e laboratoriais, foi revelado: uma forma ligeira de doença hemolítica (1.º grau de gravidade) caracterizada por iterícia, alguma palidez da pele, uma ligeira diminuição da concentração de hemoglobina no sangue do cordão umbilical (até 150 g/l), um aumento moderado da bilirrubina no sangue do cordão umbilical (até 85,5 µmol/l), uma ligeira pastosidade da gordura subcutânea.

Exame KSEP - Potenciais evocados auditivos de curta latência

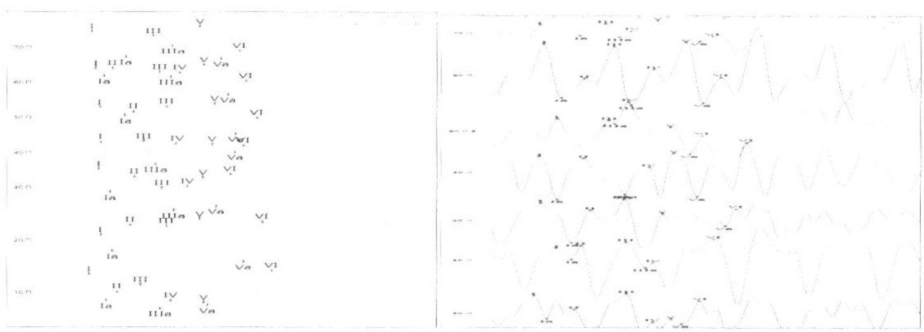

Latências e amplitudes (ouvido direito)

N	I	III	V	I-III	III-V	III- IIIa /V-
	(ms)			(ms)		Va
70 P	1.78	**4.15**	5.93	**2.38**	1.78	0.28
60 P	1.93	**4.38**	6.05	**2.45**	1.68	0.13
50 P	2.10	4.65	6.48	**2.55**	1.83	
40 P	2.13	**3.78**	**6.40**	1.65	**2.63**	3.44
30 P	2.05	**4.48**	**6.03**	2.43	1.55	0.78
20 P	2.13	4.65	**5.90**	2.53	**1.25**	
10 P	1.68	3.65	**6.05**	1.98	2.40	18.57

Latências e amplitudes (ouvido esquerdo)

N	I	III	V	I-III	III-V	III- IIIa
	(ms)			(ms)		/V- Va
70 L	1.65	3.95	5.80	**2.30**	1.85	0.63
60 L	1.78	4.25	**6.78**	**2.48**	**2.53**	0.97
60 L 2	**2.25**	4.08	6.25	1.83	**2.18**	0.09
50 L	1.63		6.35			
40 L	1.68	4.63	**5.98**	**2.95**	**1.35**	
30 L	2.23	**4.68**		2.45		
20 L	1.43	4.70	**6.28**	3.28	1.58	9.16

Assimetria

N	I	III	V	I-III	III-V
70 P, 70 L	0.13	0.20	0.13	0.1	0.1
60 P, 60 L	0.15	0.12	0.73	0.0	0.8
60 P, 60 L 2	0.32	0.30	0.20	0.6	0.5
50 P, 50 L	0.47		0.13		
40 P, 40 L	0.45	0.85	0.42	1.3	1.3
30 P, 30 L	0.17	0.20		0.0	
20 P, 20 L	0.70	0.05	0.37	0.8	0.3

Nota: À direita, a onda V VSEP é registada ao nível de "50 dB nHL ". À esquerda, a onda V VSVP é registada ao nível "60dB nHL ".

TEOAE - emissões otoacústicas evocadas retardadas

Resultado do teste (ouvido direito): Aprovado

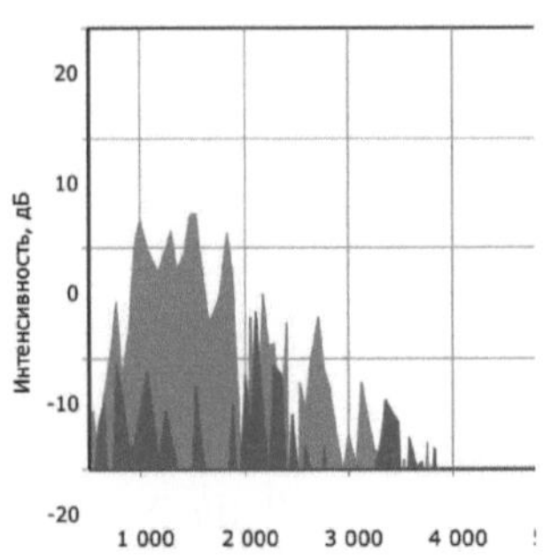

Resultado do teste (ouvido esquerdo): Não passou

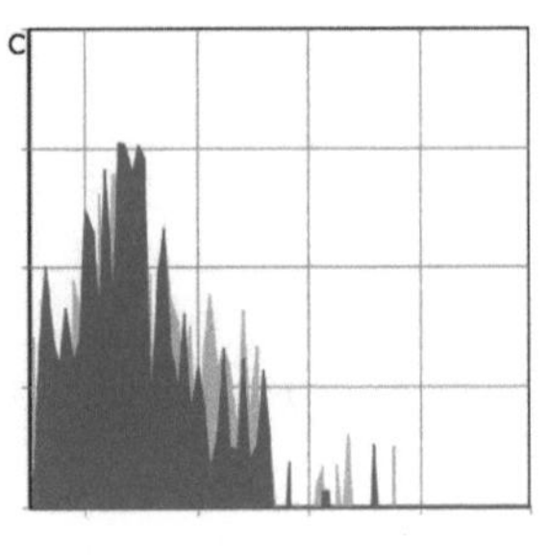

Análise das EOA (ouvido direito)

Estímulo, dB	74.7
Stab . stim ., %	99.2
Média A&B, dB	12.4
Média AB, dB	4.20
Resposta, dB	12.2
Reprodutibilidade, %	92.9

Análise das EOA (ouvido esquerdo)

Estímulo, dB	73.9
Stab . stim ., %	96.3
Média A&B, dB	15.9
Média AB, dB	20.60
Resposta, dB	9.9
Reprodutibilidade, %	15.4

Frequências das EOA (ouvido direito)

Frequência, kHz	1	2	3	4	5
Reprodução , %	95.2	91.4	80.7	0.0	54.4
Sinal, dB	9.2	7.1	-2.1	-12	-21
Ruído, dB	-3.8	-2.9	-8.3	- onze	-22
S/n, dB	13	10.0	6.2	-1.2	0.6
EMIRADOS ÁRABES UNIDOS	☐	☐	✘	✘	✘

Frequências UAE (ouvido esquerdo)

Frequência, kHz	1	2	3	4	5
Reprodução , %	0.0	0.0	0.0	0.0	0.0
Sinal, dB	7.7	4.4	-5.0	-13	-35
Ruído, dB	14	onze	-4.6	- onze	-18
S/n, dB	-6.7	-6.1	-0.3	-1.6	-17
EMIRADOS ÁRABES UNIDOS	✘	✘	✘	✘	✘

Nota: As emissões otoacústicas esquerda e direita não são registadas

EOAPE - emissão otoacústica na frequência do produto de distorção

Resultado do teste (ouvido direito):
Aprovado

Resultado do teste (ouvido esquerdo):
Falhei

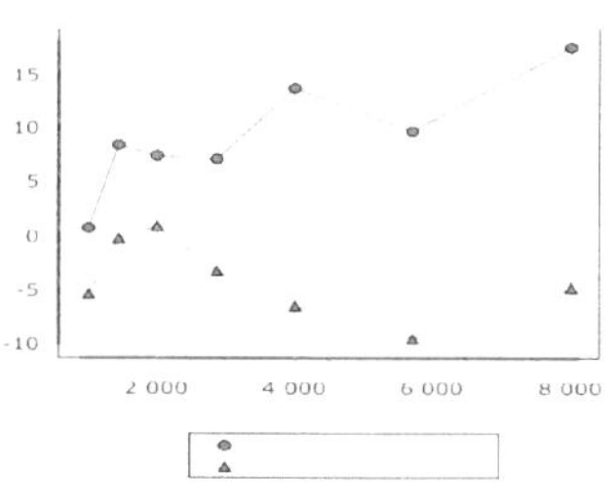

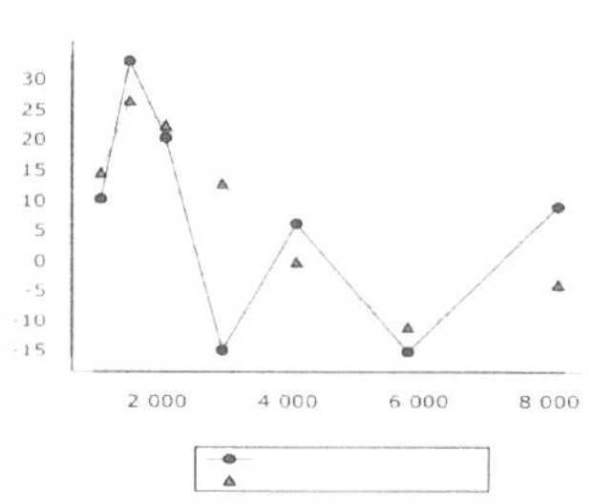

Análise PIOAE (ouvido direito)

F2, Hz	F1, dB	F2, dB	PI, dB	Ruído, dB	C/n, dB	EMIRADOS ÁRABES UNIDOS
1000	63.7	53.3	-0.01	-6.13	6.1	
1429	64.0	54.1	7.84	-0.92	8.8	
2000	65.0	54.8	6.71	0.23	6.5	
2857	66.3	55.2	6.50	-3.97	10.5	
4000	65.5	56.0	13.00	-7.25	20.3	
5714	66.1	56.0	9.10	-10.27	19.4	
8000	65.1	47.8	16.93	-5.51	22.4	

Análise PIOAE (ouvido esquerdo)

F2, Hz	F1, dB	F2, dB	PI, dB	Ruído, dB	C/n, dB	EMIRADOS ÁRABES UNIDOS
1000	50.2	46.6	8.95	13.25	-4.3	
1429	61.8	59.4	31.78	25.10	6.7	
2000	67.6	56.5	19.05	21.05	-2.0	
2857	61.4	52.0	-16.19	11.45	-27.6	
4000	59.6	52.2	4.89	-1.43	6.3	
5714	59.5	51.5	-16.46	-12.35	-4.1	
8000	58.7	45.6	7.66	-5.32	13.0	

Nota: As emissões otoacústicas esquerdas não são registadas

§ 3.2. Indicadores de estudos audiológicos em recém-nascidos com hiperbilirrubinemia ao longo do tempo.

Para um estudo dinâmico da função auditiva, o estudo foi efectuado nos períodos de 3 meses de vida, 6 meses de vida e 12 meses de vida. O grupo de controlo foi constituído por 20 recém-nascidos de termo, que também foram examinados em períodos de vida semelhantes. (Tabela 3. 2 4)

Como resultado do estudo dos recém-nascidos com hiperbilirrubinemia, verificou-se uma flutuação da percentagem de patologia detectada nos grupos de estudo em função do período de exame.

Quadro 3.24

Caraterísticas neonatais dos recém-nascidos dos grupos de estudo por idade gestacional

Indicadores	Semana 35	Semana 36	Semana 37	>3 8 semanas
Grupo I (N=35)	10	4	9	12
Grupo II (N=25)	9	5	5	6
Grupo de controlo (N=20)	-	-	-	20

No estudo, avaliámos a audição em recém-nascidos com hiperbilirrubinemia que foram admitidos na unidade de cuidados intensivos. Todos os recém-nascidos com hiperbilirrubinemia foram divididos em 2 grupos, dependendo do nível de bilirrubina no sangue. O primeiro grupo era constituído por 35 recém-nascidos com hiperbilirrubinemia <256 μmol/l), o segundo grupo era constituído por 25 recém-nascidos com hiperbilirrubinemia >256 μmol/l.

Os sinais clínicos de iterícia começaram a surgir desde o primeiro dia de vida em 12 crianças que nasceram com sinais de doença hemolítica do recém-nascido e com o nível de bilirrubina indireta no sangue do cordão umbilical, em outros 9 recém-nascidos com sinais de imaturidade hepática e com um nível aumentado de bilirrubina no soro sanguíneo. Nos restantes recém-nascidos, os sinais clínicos de hiperbilirrubinémia começaram a surgir a partir do 3º dia de vida (Tabela 3.2 5).

O quadro clínico das perturbações neurológicas do grupo 1 foi representado predominantemente por hipotonia muscular moderada, instabilidade dos reflexos fisiológicos, bem como tremor de curta duração do queixo e das mãos que ocorre com a ansiedade. Um exame de ultrassom do cérebro não revelou quaisquer caraterísticas patológicas.

Quadro 3.25

Duração do período itérico em crianças com hiperbilirrubinemia

Duração do período itérico (em dias)	Período de gestação					
	Grupo I			Grupo II		
	a termo	Prematuro	R	a termo	Prematuro	R
até 10 dias	-	-		-	-	
10 -14 dias	11	10		5	7	
14 - 21 dias	1	13		1	12	

O estado neurológico dos recém-nascidos do grupo 2 revelou uma hipotonia muscular mais persistente, reflexos fisiológicos fragmentados e, frequentemente, reflexos de Babinski e Moro espontâneos, tremor do queixo e sintoma de Graefe. Tendo em conta a totalidade dos sintomas neurológicos, foi possível distinguir a síndrome de depressão e a síndrome de aumento da excitabilidade neuro-reflexa. Alguns recém-nascidos não apresentavam anomalias no neurosonograma, enquanto outros apresentavam áreas de compactação na zona periventricular. No grupo de controlo não foram observadas quaisquer anomalias neurológicas.

Uma avaliação dinâmica das perturbações neurológicas em recém-nascidos com hiperbilirrubinemia mostrou que na maioria deles (96,1%) o estado neurológico estabiliza até ao 1 ano de vida. Os mais comuns foram a hipertensão intracraniana - 25-33% e o aumento da excitabilidade neuro-reflexa - 25-48%, para os quais os recém-nascidos estavam a receber tratamento na altura do estudo. Aos 3 e 6 meses de vida, a síndrome foi detectada em 12-22% dos recém-nascidos. Também identificámos hipotonia muscular - 12-22%, e fraqueza dos reflexos fisiológicos - 29-41%, sendo que a maioria das crianças com estas síndromes foi identificada aos 3 meses de idade, aos 6 meses o número destas crianças diminuiu significativamente - para 5-7% (p <0,01), e aos 12 meses foi detectado - 1%.

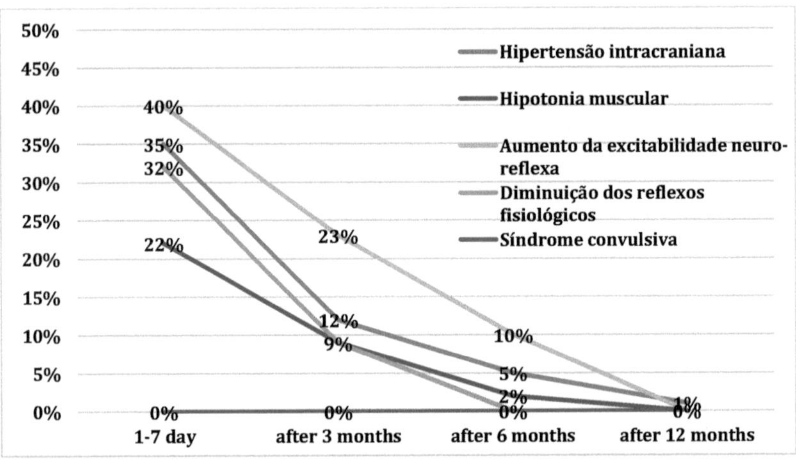

Figura 3.10. Perturbações neurológicas clínicas e resultados em recém-nascidos com hiperbilirrubinemia ao longo do tempo

Ao registrarmos as EOAT nos dias 1 a 7 de vida, observamos a presença de EOAT em 89% dos recém-nascidos a termo do 1º grupo e 65% dos recém-nascidos prematuros do 2º grupo com período gestacional de 35 a 37 semanas. A ausência de registo de EOAT foi observada em 12% dos recém-nascidos de termo do 1º grupo e em 35% dos recém-nascidos prematuros do 2º grupo com um período de gestação de 35-37 semanas.

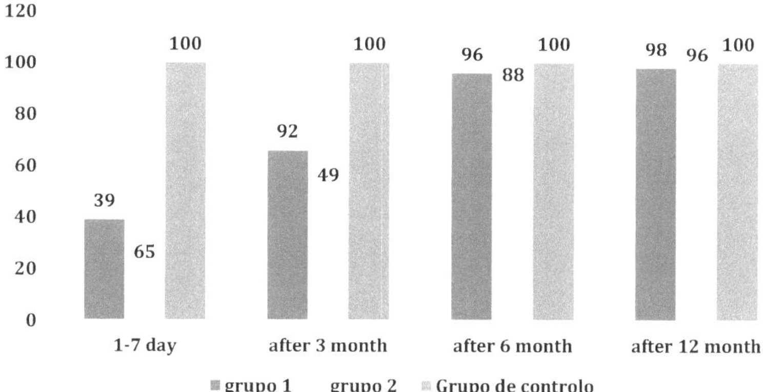

Figura 3.11. Indicadores das EOAT nos recém-nascidos dos grupos de estudo ao longo do tempo.

Aos 3 meses de vida, o maior poder de resposta entre os dois grupos foi registado no grupo 1, que foi de 92%, e no grupo 2 foi de 88%.

Os recém-nascidos em que não houve registro de EOAPD nos dias 1 a 7 de vida foram classificados no grupo 2, com idade gestacional de 35 a 36 semanas. Embora tenha havido diferença na média das amplitudes entre os grupos estudados, foram analisados os neonatos que apresentaram respostas dentro dos limites da normalidade esperada, com amplitude maior ou igual a -5 dB. Em relação à diferença da amplitude de resposta entre as orelhas, observou-se que, em todos os grupos, ambas as orelhas apresentaram desempenho sem diferenças significativas na variação da amplitude média.

Quadro 3.26

Indicadores de PIOAE nos recém-nascidos dos grupos de estudo ao longo do tempo.

	Grupos	1-7 dias	3 meses	6 meses	12 meses
2 Hz	Grupo I	5.66	8.0	11.2	12.81
	Grupo II	5.13	7.8	10.38	12.13
	Grupo de controlo	8.01	10.38	11.15	12.38
3 Hz	Grupo I	4.48	8.1	10.30	11.39
	Grupo II	3.83	8.7	9.09	10.37

	Grupo de controlo	7.05	10.21	11.89	12.34
4 Hz	Grupo I	9.78	11.3	11.9	12.01
	Grupo II	9.30	9.9	10.34	11.3
	Grupo de controlo	11.13	12.78	12.80	12.81
5 Hz	Grupo I	10.26	10.99	11.76	12.05
	Grupo II	7.87	8.08	10.01	11.23
	Grupo de controlo	12.84	12.84	12.88	12.80
6 Hz	Grupo I	11.29	11.33	12.45	12.61
	Grupo II	5.20	8.09	10.55	11.01
	Grupo de controlo	12.81	12.81	12.34	12.80

Na análise dos resultados, não foram encontradas diferenças estatisticamente significantes entre os grupos. No entanto, *foram observados valores de p* menores nos recém-nascidos de ambos os grupos, principalmente no grupo 2, nas frequências altas - 5 kHz e 6 kHz, o que indica uma tendência de aumento das amplitudes das EOAPD nas frequências mais altas, correspondendo à função da base da cóclea. Os resultados da amplitude das EOAPD ao longo da vida mostraram amplitudes de resposta menores nos neonatos com hiperbilirrubinemia grave. Os exames de EOAPD realizados aos 3, 6 e 12 meses de vida mostraram um aumento das amplitudes com o aumento da idade gestacional (Tabela 3.26).

CONCLUSÃO

Um dos factores de alto risco mais comuns nos recém-nascidos é a hiperbilirrubinemia, que se manifesta clinicamente como iterícia [21; Com. 38]. A iterícia é observada em 60% dos recém-nascidos de termo [68; pp.67, 97; Com. 581, 145; Com. 410]. A neuropatia auditiva é um sintoma comum de hiperbilirrubinemia grave em recém-nascidos [148; p.52, 150; p.1, 153; p.869]. Para além disso, os recém-nascidos que sofreram encefalopatia bilirrubínica correm um risco elevado de lesões neurológicas, como paralisia cerebral, epilepsia e perda auditiva neurossensorial [12; Com. 18, 23; p.67, 51; p.3]. A deficiência auditiva causada pela hiperbilirrubinemia inclui múltiplas anomalias, que dependem dos efeitos agudos ou crónicos da bilirrubina no sistema nervoso central. O espetro inclui o kernicterus, a encefalopatia aguda da bilirrubina e a disfunção isolada das vias neurais [90; With. 171]. Sabe-se que até 40% dos recém-nascidos com hiperbilirrubinemia estão em risco de perda auditiva [8; Com. 88, 12; Com. 18].

Muitos investigadores chegaram à conclusão de que existe uma relação entre a hiperbilirrubinemia e os danos no analisador auditivo [30; Com. 48]. A hiperbilirrubinemia afecta os núcleos auditivos do tronco cerebral e o colículo inferior [125; Com. 1169]. Também foram relatadas anomalias nos neurónios do gânglio espiral e nas fibras auditivas mielinizadas [133; Com. 1021]. Em vários estudos audiológicos em crianças com níveis séricos elevados de bilirrubina (>20 mg/dL), a disfunção auditiva foi encontrada em 17-87% dos casos [82; Com. 664]. Os danos no sistema auditivo são de longa duração e permanentes [23; Com. 67]. O diagnóstico precoce depende de um exame auditivo sistemático. Não existe outro método objetivo, para além da audiometria de resposta induzida pelo cérebro (BIA), para avaliar os efeitos tóxicos da bilirrubina elevada no sistema nervoso central. Os potenciais evocados são instrumentos não invasivos para avaliar a integridade e a maturação funcional das vias aferentes do sistema nervoso.

Examinámos crianças com hiperbilirrubinemia, que também foram divididas em grupos de crianças com hiperbilirrubinemia, dependendo do nível de bilirrubina no sangue. O primeiro grupo era constituído por 35 recém-nascidos com hiperbilirrubinemia <256 µmol/l), o segundo grupo era constituído por 25 recém-nascidos com hiperbilirrubinemia >256 µmol/l.

Para avaliar a condição da orelha média dos recém-nascidos, foram realizadas medidas de impedância com um tom de sonda de 1000 Hz, que foi realizado durante o sono fisiológico do recém-nascido. Ao realizar a timpanometria, foi registado um timpanograma tipo A em todos os recém-nascidos incluídos no grupo de controlo. Também foi detectado um timpanograma tipo A em todos os recém-nascidos com patologia perinatal do sistema nervoso central, o que indica o funcionamento normal do ouvido médio.

Após a timpanometria, todos os recém-nascidos foram registados com EOA. No grupo controle, ambas as classes de EOA foram registradas em 100% dos casos. No registro das EOAT, observou-se a presença das EOAT em 86,36% dos recém-nascidos a termo do grupo 1 e 61,54% dos recém-nascidos prematuros do grupo 2 com período gestacional de 35-37 semanas. A ausência de registo das EOAT foi observada em 13,64% dos recém-nascidos de termo do 1º grupo e em 38,46% dos recém-nascidos prematuros do 2º grupo com um período de gestação de 35-37 semanas

A partir do estudo, pode verificar-se que nos recém-nascidos com hiperbilirrubinemia, a 1ª gama de frequências, na qual as EOAT são registadas, é mais ampla do que nos recém-nascidos com hiperbilirrubinemia do grupo 2. O número médio de bandas de frequência nos recém-nascidos do grupo 1 é superior a 4, e nos recém-nascidos com hiperbilirrubinemia do grupo 2 é inferior a 4, tanto à esquerda como à direita. Obteve-se uma diferença significativa no número de bandas de frequências de meia oitava entre o 1º e o 2º grupo, tanto à direita (p <0,001) como à esquerda (p <0,001).

Os valores médios da relação sinal/ruído (dB NPS) das EOAT dos recém-nascidos do grupo I para as diferentes frequências foram: 2,73 e 2,66 para a orelha direita e esquerda, respetivamente (1 kHz); 10,69 e 7,63 m para as orelhas direita e esquerda, respetivamente (1,5 kHz); 11,28 e 10,82 para a orelha direita e esquerda, respetivamente 11,77 (2 kHz); 12,31 e 16,81 para a orelha direita e esquerda, respetivamente (3 kHz) e 11,66 e 13,5 para a orelha direita e esquerda, respetivamente (4 kHz); e para o 2º grupo de recém-nascidos foram: 3,36 para a orelha direita e 3,12 para a orelha esquerda (1 kHz); 9,38 e 10,38 para a orelha direita e esquerda (1,5 kHz); 10,79 e 10,81 para a orelha direita e esquerda, respetivamente (2 kHz); 10, 26 e 13,44 para a orelha direita e esquerda, respetivamente 1 (3 kHz) e 8,57 e 10,12 para a orelha direita e esquerda, respetivamente (4 kHz).

No registro das EOAT, observou-se a presença de EOAT em recém-nascidos com hiperbilirrubinemia. Os valores médios da relação sinal/ruído (dB NPS) das EOAT nos recém-nascidos do grupo I para as diferentes frequências foram: 4,39 (1 kHz); 10,39 (1,5 kHz); 11,77 (2 kHz); 12,54 (3 kHz) e 9,54 (4 kHz); e para os recém-nascidos foram: 3,49 (1 kHz); 10,28 (1,5 kHz); 11,58 (2 kHz); 15,1 (3 kHz) e 12,65 (4 kHz).

Antes de analisar o efeito da hiperbilirrubinemia nos níveis de resposta das emissões otoacústicas, foi analisada a influência da idade gestacional e do peso ao nascer como potenciais fatores, mas não foi observada significância estatística em nenhum dos grupos. No entanto, quando se analisou o género, foram observadas maiores amplitudes de resposta no grupo principal de mulheres em 2000 Hz, 3000 Hz e 4000 Hz na orelha direita e 3000 Hz na orelha esquerda. No entanto, ao analisar o sexo, foram observadas maiores amplitudes de respostas no grupo de estudo em mulheres nas frequências de 2000 Hz, 3000 Hz e 4000 Hz na orelha direita e 3000 Hz na orelha esquerda (P < 0,05). Comparando os lactentes com hiperbilirrubinemia com os lactentes sem hiperbilirrubinemia, observaram-se menores amplitudes de resposta nos lactentes expostos ao indicador de risco de perda auditiva em todas as frequências, exceto em 3000 Hz na orelha esquerda. Neste caso, a análise foi ajustada para o sexo, uma vez que este era um potencial fator de confusão. Nos recém-nascidos com hiperbilubinemia, especialmente nos prematuros, na maioria dos casos de registo das EOAT, observou-se a presença de picos únicos, um estreitamento do espetro da curva e uma diminuição nos casos da sua combinação, bem como uma baixa amplitude da resposta. Em recém-nascidos prematuros com níveis aumentados de bilirrubina no soro sanguíneo, as respostas de registo foram caracterizadas por uma mudança na gama de frequências para frequências mais baixas. Dependendo do grau de dano, também foi observada uma diminuição na amplitude do pico máximo.

Como indicado na revisão da literatura, existem estudos que estudaram o efeito da hiperbilirrubinemia no analisador auditivo. Assim, apesar dos inúmeros estudos, a questão da lesão do órgão da audição sob a influência da hiperbilirrubinémia continua a ser controversa. No entanto, num estudo realizado por alguns autores, foi demonstrada morfologicamente a existência de lesões nas células ciliadas do órgão de Corti, que foram observadas em animais de teste que receberam uma concentração elevada de bilirrubina (256 µmol/l). As alterações induzidas pela bilirrubina provocaram a apoptose das células do ouvido interno. Assim, os resultados do estudo mostraram que os neurónios e as fibras do ouvido interno, em particular, eram mais sensíveis e estavam sujeitos a danos graves quando expostos à neurotoxicidade da bilirrubina.

Este estudo foi realizado em 60 recém-nascidos com hiperbilirrubinemia. O sexo e a idade pós-natal eram semelhantes aos dos 20 controlos de termo. Os parâmetros CVEP, os atrasos entre as ondas I, III, V e IV foram registados e comparados entre o grupo de controlo, bem como entre os subgrupos.

De acordo com a Tabela 3.20, a latência entre as ondas V, IV entre grupos em recém-nascidos com hiperbilirrubinemia e grupos de controlo foi estatisticamente aumentada, enquanto que, de acordo com a Tabela 3.21, as ondas latentes I, V, IV entre ondas foram estatisticamente aumentadas na orelha direita. Isto sugere danos neurotóxicos na via auditiva central e danos tanto na via auditiva central como na periférica em recém-nascidos.

A Tabela 3.22 mostra que, em ambos os ouvidos, a latência entre as ondas V e IV estava estatisticamente aumentada e, no ouvido direito, a latência I também estava estatisticamente aumentada nas crianças do grupo 2, em comparação com o grupo 1. Isto indica uma lesão neurotóxica significativa na via auditiva central em ambos os ouvidos e uma lesão neurotóxica periférica significativa no ouvido direito no grupo com bilirrubina elevada.

A hiperbilirrubinemia grave em recém-nascidos é particularmente tóxica para a via auditiva. O objetivo do estudo foi identificar as alterações do PEVC num grupo de recém-nascidos com níveis elevados de bilirrubina neonatal. O presente estudo demonstrou claramente a existência de alterações significativas no PEVC em crianças com hiperbilirrubinemia neonatal. Os indicadores estatisticamente significativos estiveram presentes no grupo com níveis elevados de bilirrubina.

Cada um dos indicadores objectivos considerados apresenta vantagens inegáveis na avaliação da função auditiva do recém-nascido e da criança pequena. No entanto, o poder de diagnóstico dos testes audiológicos objectivos só é plenamente realizado quando estes são utilizados em conjunto. A análise cuidadosa dos resultados de um conjunto de testes audiológicos objectivos permite, quase sempre, uma descrição rápida e precisa do estado do analisador auditivo e, frequentemente, um diagnóstico preciso da disfunção auditiva.

Assim, a utilização de um arsenal completo de testes objectivos é a estratégia mais eficaz e fiável para diagnosticar com rapidez e precisão a perda auditiva em recém-nascidos e crianças pequenas.

Com base nos indicadores clínicos e audiológicos e nos critérios de diagnóstico diferencial identificados, foi desenvolvido um algoritmo para o exame e tácticas de gestão de recém-nascidos com patologia perinatal do sistema nervoso central (Fig. 3.12.). O principal objetivo deste evento abrangente é enfatizar os pontos-chave necessários para a deteção precoce da deficiência auditiva, bem como mostrar a sequência de acções e tácticas para o tratamento de recém-nascidos com patologia perinatal do sistema nervoso central. Este algoritmo destina-se principalmente a neonatologistas, pediatras, otorrinolaringologistas e neurologistas.

CONCLUSÕES

1. Foi revelada uma correlação clara entre a deficiência auditiva e o grau de lesão do sistema nervoso central. Neste caso, o grau de lesão do analisador auditivo progride em paralelo com a gravidade da hiperbilirrubinémia (P≤ 0,05).

2. Um estreitamento do espetro das EOA e uma baixa amplitude da resposta, um aumento dos períodos latentes dos picos III, IV e V, bem como um prolongamento do tempo de condução sonora central das ondas III-V e IV em todos os recém-nascidos com hiperilirrubinemia, indicam uma patologia auditiva de origem central com comprometimento da condução ao longo das vias auditivas ao nível do terço inferior e médio da ponte (P≤ 0,05).

3. O algoritmo que desenvolvemos permite-nos diagnosticar atempadamente as fases iniciais das lesões do analisador auditivo causadas pela exposição a níveis elevados de bilirrubina, o que é importante para evitar o desenvolvimento de uma perda auditiva persistente.

REFERÊNCIAS

1. Altman Ya. A., Tavartkiladze G. A. Audiologia clínica. - M.: DMK Press, 2003. - P. 199 - 212.
2. Artyomchik T. A. et al. Infeção por citomegalovírus em crianças. Minsk: BSMU, 2019. - P. 52.
3. Boboshko M. Yu., Berdnikova I. P., Salakhbekov M. A., Maltseva N. V. Métodos psicoacústicos no diagnóstico de deficiência auditiva central na perda auditiva neurossensorial // Ros. otorhinolar . -2017. - No. 2. - P. 9-16.
4. Bobrovitskaya A.I., & Glazkova L.H. (2011). A hiperbilirrubinemia em recém-nascidos é um processo multifatorial. Saúde Infantil, (5), pp. 88-92.

5. Bozhkova V.P., Khashaev Z.Kh., Magomedov Sh.M. Estudo das deficiências auditivas hereditárias em crianças do Cáucaso do Norte // Investigação fundamental. - 2011. - No. 5. - P. 23-27;
6. Vakhitova L. F. A influência da hipóxia perinatal nos indicadores de membranólise em recém-nascidos / L. F. Vakhitova // Kazan Medical Journal. - 2004. - Volume 85. - N 1. - P. 33-35.
7. Vizel T. G., Klevtsova S. V., Zaitseva S. A. Sobre as caraterísticas do desenvolvimento da fala em crianças com perceção auditiva prejudicada // Educação especial. - 2019. - No. 4 (56). - P.27-38.
8. Volodin N. N. Principais causas de iterícia em recém-nascidos e princípios de diagnóstico diferencial / H. N. Volodin, A. V. Degtyareva, D. N. Degtyarev // Russian Bulletin of Perinatology and Pediatrics. - 2004. - Volume 49. - N 5. - P. 18-23.
9. Volodin N. H. Tratamento da hiperbilirrubinemia em crianças pequenas / H. H. Volodin, A.V. Degtyareva, Yu.G. Mukhina e [outros] // Farmateka . - 2004. - N 9/10. -COM. 24-28.
10. Volodin I.N., Tavartkiladze G.A., Kozun Yu.V. Identificação da patologia dos órgãos auditivos no sistema de cuidados médicos para crianças pequenas // Russian Bulletin of Perinatology and Pediatrics. -2000. -No. 5. - P.20-24.
11. Volosovets A.P. et al. Consequências das lesões perinatais do sistema nervoso central: questões controversas //Child's Health. - 2008. - No. 4. - P. 13.
12. Vygovskaya L. E. Caraterísticas clínicas e funcionais das perturbações sensoriais auditivas e da fala em crianças com patologia perinatal do sistema nervoso central: Dissertação de doutoramento . - GOUDPO "Academia Médica Estatal de Kazan", 2006. -P. 153.
13. Garbaruk E.S. Audiological screening of very premature infants using the delayed evoked otoacoustic emission method / E.S. Garba - hand // Russian otorhinolaryngology. - 2005. - N 1. - P. 47-50.

14.Surdez e perda de audição. Factos importantes da OMS. https :// www . who . int / ru / news - room / fact - sheets / detail / deafness - and - hearing - loss

15.Gnezditsky V.V. Potenciais cerebrais evocados na prática clínica // M.: MEDpress-inform . 2003. - 264 p.

16.Gnezditsky V.V., Korepina O.S. Atlas dos potenciais evocados do cérebro. - 2011.]

17.Guliev N. D., Hajizade G. Kh. Avaliação do desenvolvimento psicomotor de crianças com menos de um ano de idade que tiveram iterícia no período neonatal utilizando o Denver Screening Test II // Suchasna pediatrics . Ucrânia . - 2019. - No. 5. - pp. 38-42.

18.Gunenkov A.V. Registo de várias classes de emissões otoacústicas no rastreio audiológico: dis . ...cand. mel. Sci. - M., 1998. - 186 p.

19.Dobrovanov A., Kralinsky K. A bilirrubina livre como fator de previsão da neurotoxicidade: uma questão para o futuro? //Perinatologia e Pediatria. - 2018. - No. 4. - pp. 67-73.

20.Dulnev V.V., Slyusar T.A. Caraterísticas dos potenciais evocados auditivos de curta latência em crianças com paralisia cerebral // Doenças neuromusculares. - 2019. - T. 9. - No. 1.

21.Zhaisakova D. E., Kaltaeva M. B. Função auditiva prejudicada em bebés prematuros nos períodos de desenvolvimento pré-natal e perinatal com um défice negativo do estado neurológico // Boletim da Universidade Médica Nacional do Cazaquistão. - 2016. - No. 4.-p.116-119

22.Zagoryanskaya M.E., Rumyantseva M.G. Epidemiologia da deficiência auditiva em crianças. No livro: Otorrinolaringologia Pediátrica. Guia para médicos. Ed. M.R. Bogomilsky, V.R. Chistyakova. M.: OJSC "Casa Publicadora "Medicina", 2005; pp.656-657.

23.Zokirkhonova Kh.F. Diagnóstico precoce e correção da deficiência auditiva em recém-nascidos e crianças pequenas 2011 dissertação

24.Iglina N.G. Danos perinatais ao sistema nervoso central em recém-nascidos // Revista Pedagógica Siberiana. - 2005. - No. 5. - pp. 189-196.

25.Ishanova Yu.S. Estudo do estado funcional da parte periférica do analisador auditivo na ontogénese pós-natal (estudo clínico experimental). Resumo do autor . dis ...candidato de ciências médicas M., 2012; 25.

26.Karimova N. A. et al. O problema da perda auditiva neurossensorial infantil: resultados da investigação, aspectos da etiopatogénese, diagnóstico precoce e formas de prevenção // Otorhinolaryngology Eastern Europe. - 2014. - No. 2. - pp. 48-52.

27.Karimova N. A., Makhmudov M. U., Amonov A. Sh. Interessante do mundo da audiologia - casos de neuropatia em sala de aula: critérios de diagnóstico e questões de etiopatogénese // Otorhinolaryngology Eastern Europe. - 2015. - No. 4. - pp. 68-75.

28. Karpova E. P., Kisina A. G. Métodos modernos de diagnóstico precoce e reabilitação da deficiência auditiva em crianças e adolescentes // pediatria. - 2013. - T. 92. - No. 1. p.181-182

29. Klitochenko G.V., Malyuzhinskaya N.V. Etiologia, patogênese e diagnóstico de danos perinatais ao sistema nervoso em crianças // Boletim de Medicina. - 2019. - T. 13. - No. 1. - pp. 38-41.

30. Kovshenkova Yu.D. "A influência dos factores perinatais no desenvolvimento da perda auditiva neurossensorial congénita em crianças" // Bulletin of Otorhinolaryngology. - 1996. - No. 5. - P. 33-34.

31. Kozun Yu.V., Kibchenko S.I. "Abordagens metodológicas para avaliar o estado do analisador auditivo em crianças dos primeiros anos de vida" // Boletim da Universidade Médica Estatal Russa. - 2000. -№2(12). - pp. 115-118

32. Kravchenko E. N., Larkin V. I., Larkin I. I. Danos perinatais ao sistema nervoso central e fatores que contribuem para sua formação // Boletim Russo de Perinatologia e Pediatria. - 2019. - T. 64. - No. 1.-S. 56-60.

33. Legostaeva Yu. I., Kovtun T. Yu. Caraterísticas do desenvolvimento mental de crianças pré-escolares com deficiência auditiva //BBK 88.8 A43. - 2014. - P. 425.

34. Ledovskikh Yu.A. Função auditiva em crianças com retardo de crescimento intrauterino. Resumo do autor . dis ...candidato de ciências médicas M., 2014; 24.

35. Lemeshko Yu. I., Ustinovich Yu. A. Significado diagnóstico de fatores de risco individuais e suas combinações no desenvolvimento de deficiência auditiva em crianças // Boletim da Universidade Médica Estadual de Vitebsk. - 2020. - T. 19. - Não. Lepesova M.M., Rabandiyarov M.R. Resultados neurológicos de iterícia neonatal prolongada em crianças a termo do primeiro ano de vida em Almaty // Ciência . - 2020. - T. 22. - P. 3.

36. Leutsky M. G. Métodos e instrumentos para determinar a concentração de bilirrubina no soro sanguíneo de recém-nascidos. - 2019.

37. Lyutaya Z.A., Kuselman A.I., Chubarova S.P. Lesões perinatais do sistema nervoso central em recém-nascidos: Livro didático //Ulyanovsk: Universidade Estadual de Ulyanovsk , 2016. -18 p.

38. Makarova A. A., Nikitaeva T. A., Krasnova E. E. Marcadores de displasia do tecido conjuntivo em crianças dos primeiros meses de vida com iterícia de conjugação prolongada // XIV Festival Regional "Jovens cientistas para o desenvolvimento da região de Ivanovo". - 2018. - pp. 297-298.

39. Melnichuk O.P. Preditores de deficiência auditiva em recém-nascidos prematuros //Child's Health. - 2013. - No. 3 (46) p.18-21 .

40. Merkulova E. P. Órgão da audição em crianças: monografia: 2 horas //Minsk: Theseus, -2010. -Ch. - 2010. - T. 2. - No. 2. - P. 6.

41. Mironova A. V. Sistema unificado para deteção precoce de deficiência auditiva em crianças // Abordagem interdepartamental para a educação de crianças com deficiência. - 2019. - pp. 129-138.

42. Mikhalev E.V. et al. Lesões perinatais do sistema nervoso central na estrutura da morbilidade em recém-nascidos em Tomsk //Mother and Child in Kuzbass. - 2011. - No. 4.

43. Neiman L.V., Bogomilsky M.R. Anatomia, fisiologia e patologia do órgão da audição e da fala. M.: Vlados ; 2001.

44. Nikonov N. B., Nikonova L. A., Nikonova F. N. A influência da iterícia do recém-nascido na ocorrência de complicações na forma de paralisia cerebral // Medicina. Sociologia. Filosofia. Pesquisa aplicada. - 2019. - No. 3.

45. Novikova L.N. Distúrbios otoneurológicos em crianças com sintomas residuais de danos perinatais ao sistema nervoso central e a possibilidade de sua correção: dis . - Ekaterinburg: [Ural. estado mel. académico], 2003

46. Otvagin I.V. Estudo epidemiológico dos factores etiológicos da deficiência auditiva em crianças do grupo etário mais jovem do Distrito Federal Central // Russian Otorhinolaryngology . - 2005. - No. 1. - pp. 140-142.

47. Pavlova N.N. Identificação de caraterísticas do desenvolvimento mental em crianças na primeira metade da vida com consequências de danos perinatais ao sistema nervoso central // DefectOlOgIa . - 2019. - T. 4. - No. 1.

48. Palchik A. B., Shabalov N. P., Shumilina A. P. Ideias modernas sobre a encefalopatia perinatal // Russian Pediatric Journal. - 2001. - No. 1. - pp. 31-35.

49. Panova M. S., Panchenko A. S. Marcadores de danos no sistema nervoso central em crianças. Estado atual do problema // Pediatra. - 2020. - T. 11. - No. 3. - pp. 93-99.

50. Panchenko A. S., Panova M. S. Marcadores bioquímicos de lesões cerebrais hipóxicas em recém-nascidos de termo // Pediatria . - 2020. - T. 19. - No. 3.

51. Pashkov A.V. et al. Deteção de deficiência auditiva em recém-nascidos e crianças do primeiro ano de vida com patologia perinatal /Conselho Editorial. - 2015. - P. 58.

52. Podoluzhny V.I. Icterícia obstrutiva: princípios de diagnóstico e tratamento cirúrgico moderno // Medicina fundamental e clínica. - 2018. - T. 3. - No. 2.

53. Prikhodko O. G. Patologia perinatal do sistema nervoso central em crianças // Educação especial. - 2010. - No. 1.

54. Prusakov V.F. et al. O papel do dano perinatal ao sistema nervoso na formação de patologia neurológica na infância // Boletim de medicina clínica moderna. - 2016. - T. 9. - No. 2. p.65-70 .

55. Rakhmanova I.V., Zinker G.M. Organização de cuidados médicos audiológicos especializados e apoio médico e pedagógico conjunto para

bebés prematuros no serviço de ambulatório de um grande hospital. Pergunta pediatra moderno 2014; 13:2:112-118.

56. Savelyev E. S., Savelyeva E. E., Tufatulin G. Sh. Métodos de diagnóstico da função auditiva em bebés // Ciência e inovações em medicina. - 2020. - T. 5. - No. 1. - pp. 62-69.

57. Savenko I.V., Boboshko M.Yu. Função auditiva em crianças nascidas prematuramente // Boletim de Otorrinolaringologia. - 2015. - T. 80. - No. 6. - pp. 71-76.

58. Samoilova E.V., Petrova K.V. Exame auditivo em crianças //Cuidados de saúde de Ugra: experiência e inovações. - 2020. - No. 2.

59. Sitnikova A.G., Kolomatskaya V.V., Razgonyaeva E.A. Patologia combinada do sistema nervoso central em uma criança de 9 meses // Russian Pediatric Journal. - 2019. - T. 22. - No. 5. - pp. 301-301.

60. Sokolov V.N. et al. Hiperbilirrubinemia de conjugação em recém-nascidos //Cuidados de saúde do Extremo Oriente. - 2019. - No. 2. - pp. 67-74.

61. Stratieva O.V. Um guia para a imagiologia de impedância acústica - Ufa: Bashkir, estado. mel. Univ., 2001. - 279 p.

62. Stroganova T. A., Degtyareva M. G., Volodin N. N. Eletroencefalografia em neonatologia. M.: Geotar -Media. 2005. 280 p.4. Palchik A. B., Fedorova L. A., Ponyatishin A. E. Neurologia de bebés prematuros. M.: Medpress . 2011. 352 p.

63. Tavartkiladze , G.A. Guia de audiologia clínica / G.A. Tavartkiladze . - M.: Medicina, 2013. - 676 p.

64. Tarasov D.I., Nasedkin A.N., Lebedev V.P., Tokarev O.P. Perda de audição em crianças. M.: Medicina; 1984.

65. Tkachenko A.K. et al. Icterícia do período neonatal. - 2017.

66. Khaidarova G.S. Desenvolvimento de critérios de diagnóstico diferencial e métodos de reabilitação de crianças com perda auditiva neurossensorial dissertação.

67. Khudoydodova S. G., Farmanova M. A. Infecções intra-uterinas e suas manifestações clínicas e neurológicas em crianças pequenas // Avanços na ciência e na educação. - 2020. - No. 5 (59). C.60-61

68. Khushvakova N.Zh. Caraterísticas clínicas e de genética molecular da perda auditiva neurossensorial não sindrómica em crianças DISS

69. Chubarova A.I. et al. Prevenção de distúrbios psicomotores e de desenvolvimento da fala em crianças com lesões perinatais do sistema nervoso central // Boletim de Medicina Restaurativa. - 2019. - No. 6. - pp. 33-38.

70. Shaposhnikova N. F. et al. Encefalopatia hipóxico-isquémica como fator de risco perinatal para patologia somática em crianças // Boletim da Universidade Médica Estatal de Volgogrado. - 2020. - No. 1 (73).

71. Shimchenko E. V., Kleshchenko E. I., Goloseev K. F. Previsão precoce do resultado da lesão cerebral hipóxica perinatal em bebés prematuros // Questões de pediatria prática. - 2020. - T. 15. - No. 3. - pp. 15-20.

72. Shishkinskaya E.V. et al. Deficiência auditiva em recém-nascidos com lesões perinatais do sistema nervoso central // Questões de pediatria moderna. - 2012. - T. 11. - No. 3. M.L.A.

73. Amin SB et al. Bilirrubina e respostas auditivas seriadas do tronco cerebral em bebés prematuros //Pediatrics. - 2001. - T. 107. - No. 4. - pp. 664-670.

74. Al -Meqbel AA, Al- Baghli HH Ocorrência de perturbação do espetro da neuropatia auditiva em bebés do Kuwait com risco de deficiência auditiva //Speech, Language and Hearing. - 2016. - T. 19. - No. 2. - pp. 65-68.

75. Baiduc RR et al. Medidas clínicas da função auditiva: a cóclea e mais além //Disease-a-month: DM. - 2013. - T. 59. - No. 4. - P. 147.

76. Baldwin M. et al. Tympanometry in babies under 6 months. A recommended test protocol version 2.0 //Newborn Hearing Screening Program (England). - 2008.

77. Berninger E., Westling B. Outcome of a universal newborn hearing-screening program based on multiple transient-evoked otoacoustic emissions and clinical brainstem response audiometry //Ata oto-laryngologica . - 2011. - T. 131. - No. 7. - pp. 728-739.).

78. Birkenhager R. et al. Deficiência auditiva hereditária não-sindrómica //Laryngo-rhino- otologie . - 2007. - T. 86. - No. 4. - pp. 299-309; questionário 310-3.

79. Brites D. The evolving landscape of neurotoxicity by unconjugated bilirubin: role of glial cells and inflammation //Frontiers in pharmacology. - 2012. - T. 3. - P. 88.

80. Cashore WJ Bilirrubina e iterícia no micropremie //Clinics in perinatology. - 2000. - T. 27. - No. 1. - pp. 171-179.

81. Chiappa KH, Gladstone KJ, Young RR Respostas evocadas auditivas do tronco cerebral: estudos das variações das formas de onda em 50 indivíduos humanos normais //Archives of Neurology. - 1979. - T. 36. - No. 2. - P. 81-87.;

82. Chisin R., Perlman M., Sohmer H. Cochlear and brain stem responses in hearing loss following neonatal hyperbilirubinemia // Annals of Otology, Rhinology & Laryngology. - 1979. - T. 88. - No. 3. - pp. 352-357.

83. Choo D., Meinzen-Derr J. Newborn hearing screening in 2010 //Current opinion in otolaryngology & head and neck surgery. - 2010. - T. 18. - No. 5. - P. 399.).

84. Conlee JW, Shapiro SM Alterações morfológicas no núcleo coclear e no núcleo do corpo trapezoidal em filhotes de ratos Gunn //Hearing research. - 1991. - T. 57. - No. 1. - pp. 23-30.

85. Das S, van Landeghem FKH. Clinicopathological Spectrum of Bilirubin Encephalopathy/Kernicterus. Diagnostics (Basileia). 2019;9(1):24.

Publicado em 28 de fevereiro de 2019. doi:10.3390/diagnostics9010024

86. Davis A, Wood S. The epidemiology of childhood hearing impairment: fator relevante para o planeamento de serviços. Br J Audiol . 1992;26(2):77-90.
87. Dennery PA, Seidman DS, Stevenson DK Hiperbilirrubinemia neonatal //New England Journal of Medicine. - 2001. - T. 344. - No. 8. - pp. 581-590.
88. Devries L., Lary S., Dubowitz LMS Que nível de hiperbilirrubinemia é perigoso para os bebés prematuros //Biology of the neonate? - Allschwilerstrasse 10, Ch-4009 Basileia, Suíça: Karger, 1985. - T. 47. - No. 4. - pp. 251-251.
89. Eggermont JJ Definição e determinação de períodos sensíveis. Ata Otolaryngol 1986; 10:5-9.
90. Fortnum HM et al. Prevalence of permanent childhood hearing impairment in the United Kingdom and implications for universal neonatal hearing screening: questionnaire based ascertainment study Commentary: Universal newborn hearing screening: implications for coordinating and developing services for deaf and hearing impaired children // Bmj . - 2001. - T. 323. - No. 7312. - P. 536.
91. Gavara N., Manoussaki D., Chadwick RS Auditory mechanics of the tectorial membrane and the cochlear spiral //Current opinion in otolaryngology & head and neck surgery. - 2011. - T. 19. - No. 5. - P. 382.
92. Gualandi F., Martini A., Calzolari E. Progress in understanding GJB2-linked deafness //Public Health Genomics. - 2003. - T. 6. - No. 3. - pp. 125-132.
93. Guastini L. et al. Avaliação de uma resposta auditiva automatizada do tronco cerebral num rastreio auditivo infantil em várias fases /European archive of oto -rhino-laryngology. - 2010. - T. 267. - No. 8. - pp. 1199-1205

94. Gupta PK Disposition of Toxicants //Problem Solving Questions in Toxicology: - Springer, Cham, 2020. - pp. 57-68.
95. Hatzopoulos S, Qirjazi B, Martini A. Rastreio auditivo neonatal na Albânia: Resultados de um programa de rastreio universal em curso. Int J Audiol . 2007; 46:176-82.
96. Helena McNally et al. United Kingdom Collaborative Randomized Trial of Neonatal Extracorporeal Membrane Oxygenation: Follow-up to Age 7 Years, Pediatrics. maio de 2006; 117:845-854
97. Kalakonda A, Jenkins BA, John S. Fisiologia, Bilirrubina. Atualizado em 2020 Mar 29. Em: StatPearls Internet. Treasure Island (FL): StatPearls Publishing; 2020 Jan-. Disponível em: https://www.ncbi.nlm.nih.gov/books/NBK470290/
98. Kilickan L, Gurkan Y, Aydin O, Etiler N. The effect of combined spinal-epidural (CSE) anaesthesia and size of spinal needle on postperative

hearing loss after elective caesarean section. Clin Otolaryngol Allied Sci. 2003;28(3):267-72.

99. Lasky RE, Williams AL The development of the auditory system from conception to term // NeoReviews . - 2005. - T. 6. - No. 3. - pp. e141-e152.

100. Morton CC, Nance WE Newborn hearing screening-a silent revolution //New England Journal of Medicine. - 2006. - T. 354. - No. 20. - pp. 2151-2164.

101. Nagapoornima P, Ramesh A; Srilakshmi et al. Universal hearing screening. Indian J Pediatr . 2007 Jun;74(6):545-9.

102. Newton V.-Condições perinatais adversas e o ouvido interno // Semin- Neonatol . - 2001. - 6(6). - R. 543-551.

103. Oestergaard MZ et al. Níveis de mortalidade neonatal para 193 países em 2009 com tendências desde 1990: uma análise sistemática dos progressos, projecções e prioridades // PLoS Med. - 2011. - T. 8. - No. 8. - P. e1001080.

104. Olusanya BO, Somefun AO, Swanepoel DW The need for standardization of methods for worldwide infant hearing screening: a systematic review //The Laryngoscope. - 2008. - T. 118. - No. 10. - S. 1830-1836.

105. Pourarian S, Khademi B, Pishva N, Jamali A. Prevalência de perda auditiva em recém-nascidos admitidos na unidade de cuidados intensivos neonatais. Iran J Otorhinolaryngol . 2012;24(68):129-34.

106. Pujol R, Uziel A. Desenvolvimento auditivo: aspectos periféricos. In: Meisami E, Timiras PS, eds. Handbook of Human Growth and Developmental Biology, Vol IB. Boca Raton, Fla: CRC Press, Inc; 1988:109 -130

107. Rowe III MJ Variabilidade normal da resposta evocada auditiva do tronco cerebral em indivíduos adultos jovens e idosos /Electroencephalography and Clinical Neurophysiology. - 1978. - T. 44. - No. 4. - P. 459-470.;

108. Sha SH, Schacht J. Estimulação da formação radial livre por antibióticos aminoglicosídeos. Hear Res 1999; 128: 112-128.

109. Shahnaz N., Miranda T., Polka L. Timpanometria de multifrequência na unidade de cuidados intensivos neonatais e em bebés saudáveis // Journal of the American Academy of Audiology. - 2008. - T. 19. - No. 5. - pp. 392-418).

110. Shapiro SM, Nakamura H. Bilirrubin and the auditory system // Journal of Perinatology. - 2001. - T. 21. - No. 1. - pp. S52-S55.

111. Shapiro, S. Definição do Espectro Clínico do Kernicterus e da Disfunção Neurológica Induzida pela Bilirrubina (BIND). J Perinatol 25, 54-59 (2005). https://doi.org/10.1038/sj.jp.7211157).

112. Speleman K. et al. Prevalência de factores de risco para a perda auditiva neurossensorial em recém-nascidos da UCIN //B-ENT. - 2012. - T. 8. - No. 1. - P. 1.

113. Stein L.K. Factors influencing the efficacy of universal newborn hearing screening (Factores que influenciam a eficácia do rastreio auditivo universal do recém-nascido). Pediatr Clin North Am. 1999;46(1):95 -105. PubMed

114. Stockard JJ, Hughes JF, Sharbrough FW Potenciais evocados visualmente para a inversão de padrões electrónicos: variações de latência com o sexo, idade e factores técnicos //American Journal of EEG Technology. - 1979.

115. Organização Mundial de Saúde et al. Perda auditiva na infância: estratégias de prevenção e cuidados. - 2016.

116. Xie X., Liang Y. Responsabilidade da negatividade incompatível em recém-nascidos com hiperbilirrubinemia. Lin Chung Er Bi Yan Hou Tou Jing Wai Ke Za Zhi 2011; 21:1:23-27.

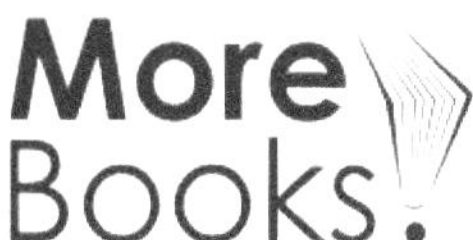

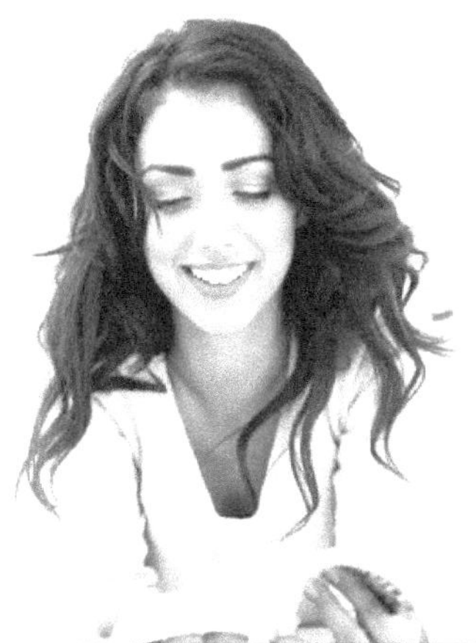

I want morebooks!

Buy your books fast and straightforward online - at one of world's fastest growing online book stores! Environmentally sound due to Print-on-Demand technologies.

Buy your books online at
www.morebooks.shop

Compre os seus livros mais rápido e diretamente na internet, em uma das livrarias on-line com o maior crescimento no mundo! Produção que protege o meio ambiente através das tecnologias de impressão sob demanda.

Compre os seus livros on-line em
www.morebooks.shop

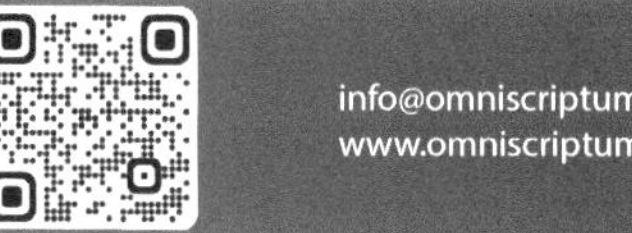

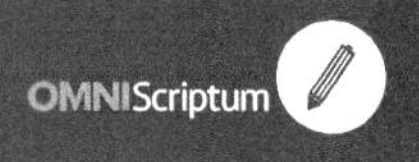

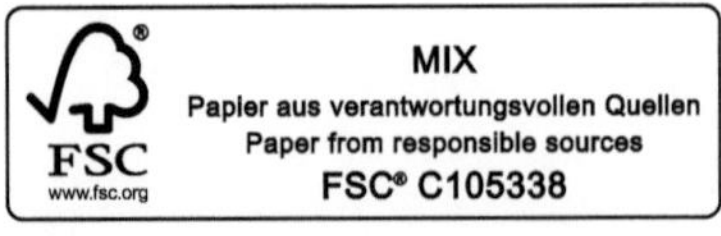

Printed by Books on Demand GmbH, Norderstedt / Germany